Alles ist erlaubt...

Tips zur richtigen Auswahl

Ernährungsatlas für Menschen mit Blutfett- und Gewichtsproblemen

Hans-Herbert Echterhoff

Antje Meermann
Monika Sander

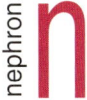

nephron

Autor:	Dr. med. Hans-Herbert Echterhoff
Mitarbeit:	Dipl.oec.troph. Antje Meermann
	Dipl.oec.troph. Monika Sander
Fotografie:	Mathias Schöning
Gestaltung:	Jochen Dickel
Software:	Reinhard Boden
Lithographie:	MH Printmedien & Datenverarbeitung
Druck:	Industrie + Werbedruck, Herford
Lektorat:	Dr. Eberhard Firnhaber

Gedruckt auf chlorfrei gebleichtem Papier.

© *Copyright* : nephron-Verlag
Ravensberger Straße 10 G
33602 Bielefeld
Telefon: 0521/9669972
Fax: 0521/9669971
e-mail: nephron@t-online.de
Internet: www.nephron-verlag.de

1. Auflage 1999

ISBN 3-930603-97-7

Inhaltsverzeichnis

Prof. Dr. med. Ulrich Gleichmann
Emeritus der Ruhr-Universität Bochum
Direktor a.D. der Kardiologischen Klinik des
Herz- und Diabeteszentrums Bad Oeynhausen,
Universitätsklinik der Ruhr-Universität Bochum
September 1999

Erhöhte Cholesterinspiegel im Blut sind u.a. neben Rauchen und hohem Blutdruck eine bedeutende Ursache für eine vorzeitige Gefässalterung (Arteriosklerose) mit den Folgen eines Herzinfarktes, eines plötzlichen Herztodes oder auch eines Schlaganfalles. Es kann heute durch weltweite Grossstudien an weit mehr als 20.000 Patienten, die über jeweils mehr als 5 Jahre boabachtet wurden, als gesichert angesehen werden, dass die medikamentöse Absenkung des „schlechten" sog. LDL-Cholesterins zu einer 30-40%igen Absenkung auch des Infarktrisikos bei Patienten und bei Noch-Gesunden führt.

So effektiv eine medikamentöse Cholesterinsenkung ist, so muss sie stets auch von einer Umstellung der Ernährung begleitet werden, um ihre volle Wirksamkeit entfalten zu können.

Arteriosklerose entwickelt sich langsam und unbemerkt über Jahrzehnte, um dann plötzlich durch akute Gefässverschlüsse zu den uns allen wohlbekannten Ereignissen des plötzlichen Gefässverschlüsses (Herzinfarkt, plötzlicher Herztod) zu führen.

Patienten mit bereits dokumentierter Arteriosklerose (z.B.

durchgemachtem Herzinfarkt, nach Gefässdilatation oder nach Bypassoperation) oder noch gesunde Personen mit vorzeitiger Erkrankung an Herzinfarkt oder Schlaganfall in der Familie gelten als besonders gefährdet. Sie sollten möglichst frühzeitig einen gesunden Lebensstil anstreben! Neben Verzicht auf Rauchen, viel körperlicher Aktivität, Gewichtskontrolle und einem ausgeglichenem Tagesrythmus gehört dazu eine bewusste Ernährung. Dies ist in einer Überflussgesellschaft, in der Essen Lebensqualität bedeutet und in der eine tierfettreiche Ernährung mit fast täglicher Aufnahme von Käse. Fleisch- und Wurstwaren zur lieben Gewohnheit und zum Standard geworden ist, besonders schwierig umzusetzen. Fettreiche Ernährung ist zudem eine der Hauptursachen für Übergewicht und seine Folgen, Bluthochdruck und Diabetes mellitus, verbunden mit erniedrigtem „gutem" HDL-Cholesterin.

Hier setzt das vorliegende Buch an. Es zeigt uns bildhaft und schnell erfassbar, wo in unserer eigenen Kost Schwachpunkte liegen und führt uns vor, wie relativ leicht eine gesunde tierfettarme, kohlenhydratreiche, ballaststoffreiche und kochsalzarme Ernährung im Alltag umzusetzen ist. Das Studium der Bilder ist schneller, leichter und einprägsamer als das Studium komplexer Ernährungstabellen. Das Studium des Buches macht es leicht, bewusster zu essen, seine eigenen Essgewohnheiten zu kontrollieren, ohne die Freude am Essen zu verlieren. Den Autoren kann nur gratuliert werden für die effektive komplexe Zusammenstellung der Bilder und des kurzen einprägsamen Textes.

An hohen kirchlichen und weltlichen Feiertagen ist fast alles erlaubt, wir sollten jedoch nicht so tun, als bestünde die Woche nur aus Feiertagen, und als gäbe es die alte Einrichtung der Fastentage mit einfacher Kost nicht mehr. Erst der Wechsel macht das Essen interessant,

wie gesagt: „Essen ist Lebensqualität"!

Ich wünsche allen, dass sie etwas von dem komplexen und bewährtem Wissen, welches in diesem Büchlein verborgen ist, in ihrem Alltag umsetzen können.

Die Zahl der Stoffwechselstörungen und der Fettsucht (Adipositas) nimmt stetig zu.

Jetzt schon ist die Fettstoffwechselstörung mit einer Häufigkeit von 15 – 30 % neben der Adipositas die häufigste Stoffwechselstörung und hat eine enorme Bedeutung als Risikofaktor für Herz- Kreislauferkrankungen. Die häufigste Ursache ist eine überkalorische, zu fettreiche Ernährung. Eine Gewichtsreduktion ist daher immer sinnvoll.

Bei der konsequenten Durchführung einer Ernährungsumstellung sollte man den selbst auferlegten Verzicht auf frühere Kostformen nicht bis zum Frust übertreiben.

Verbote sind sicher nicht der zum Erfolg führende Weg, sondern eher eine „flexible", selbst auferlegte Kontrolle, bei der nicht der Verzicht im Vordergrund steht, sondern der bewußte Umgang mit „problematischen" Lebensmitteln.

Hierbei kann dieses Buch jedem Menschen eine echte Hilfe in der Auswahl seiner täglichen Mahlzeiten sein.

Die 320 Fotos der abgebildeten Lebensmittel beziehen sich nicht wie sonst üblich auf 100 g des jeweiligen Lebensmittels, sondern auf realistische Portionen.

Die Analysen der Lebensmittel in Form von visualisierten Tortengraphiken lassen auf einen Blick die „versteckten Fette", den Kohlenhydrat-, Eiweiß-, Kcal und Wasseranteil erkennen.

Bei Angaben zur Zusammensetzung der Nahrungsmittel haben wir uns auf die herkömmlichen Standardwerke bezogen. Die prozentuale Zuordnung wurde bewußt auf- oder abgerundet.

Dabei bestand nie die Absicht, wissenschaftliche Tabellen in Frage zu stellen, noch neue Richtlinien auszugeben.

Der praktische Einsatz im Alltag wird die „Stärken" dieses Ernährungsatlas aufzeigen, aber sicher auch Korrekturhinweise und Verbesserungsvorschläge hervorrufen. Gerne greifen wir diese Vorschläge auf, um sie bei einer evtl. Neuauflage zu berücksichtigen.

Dr. H.-H. Echterhoff

Fettstoffwechselstörungen

Die Fettstoffwechselstörungen (reine Hypercholesterinämie, reine Hypertriglyceridämie, gemischte Hyperlipoproteinämie) sind mit einer Häufigkeit von 15% bis 30% neben der Fettsucht (Adipositas) die häufigste Stoffwechselstörung überhaupt. Sie stellen eine enorme Bedeutung als Risikofaktor für Herz-Kreislauferkrankungen dar.

Die Adipositas als die sichtbare Fettstoffwechselstörung ist eine eigenständige Erkrankung. In Deutschland haben etwa 20% der Bevölkerung ein medizinisch behandlungsbedürftiges Übergewicht. Die Zahl der Übergewichtigen nimmt in allen Industrienationen weiterhin zu. Wohlstand, veränderter Lebensstil, Nahrungsmittelüberfluss, übertriebener Alkoholgenuss sowie Reduktion körperlicher Aktivitäten sind die Hauptursachen dieser „Wohlstandskrankheit".

Die Adipositas ist die bedeutenste Ursache für Folgeerkrankungen wie Bluthochdruck, Herz-/Kreislauf-probleme, Rückenbeschwerden, Schlafstörungen, Luftnot und Depressionen. Diese Tatsache wird von den Betroffenen häufig verdrängt. Nicht die Adipositas als Ursache der Folgeerkrankungen führt die Patienten zum Arzt, sondern die Symptomatik. Diese Beobachtung wird u.a. auch durch die Tatsache belegt, dass ca. jeder dritte Mensch versucht, Gewicht aus kosmetischen Gründen abzunehmen, nicht aber unbedingt aus gesundheitlichen Gründen.

Circa jeder zweite Adipöse hat eine Fettstoffwechselstörung. Übergewicht, ererbte Anlagen und Bewegungsmangel tragen zur Erhöhung der Cholesterinwerte bei. Je ausgeprägter das Übergewicht ist, umso wahrscheinlicher ist eine Fettstoffwechselstörung. Der am häufigsten beteiligte und am leichtesten zu verändernde Faktor ist die Ernährung. Eine Gewichtsreduktion ist daher immer sinnvoll und kann viele Folgekrankheiten verhindern oder beheben.

Die millionenfach erfolglos durchgeführten Reduktionsdiäten und Schlankheitskuren sind nicht der richtige Weg, realistische Gewichts-/(Therapie)ziele zu erreichen.

Mit einer moderaten Gewichtsabnahme durch Veränderung des Ernährungsverhaltens mit dem Ziel der Einsparung von ca. 200 bis 600 kcal/Tag auf der einen Seite sowie durch mehr körperliche Bewegung mit dem Ziel der Erhöhung des Energieumsatzes auf der anderen Seite ist jedoch das angestrebte Zielgewicht gut zu realisieren. Für die notwendige Bewegung ist, wenn eben möglich, täglich ca. 20-minütige mäßige körperliche Anstrengung mit dem Effekt einer leicht beschleunigten Atmung sowie eines leicht erhöhten Pulsschlages ausreichend. Hervorragend geeignete Sportarten sind Walken, Fahrradfahren und Schwimmen etc.

Allgemein gilt, daß die meisten Menschen in einem Jahr „Diät" zwar gut abnehmen, danach aber meist wieder mehr zunehmen, als sie abgenommen haben. Körperliche Aktivität hilft, das Gewicht zu halten und die Fettstoffwechselstörung zu verbessern. Bei einem Kalorienverbrauch von ca. 1600 bis 2000 kcal pro Tag ist eine fettarme Mischkost, wie in den Mittelmeerländern üblich, sehr geeignet, um ca. 200 bis 600 kcal einzusparen. Die sog. „Mittelmeer-Diät" besteht aus wenig tierischen, dafür aber umso mehr aus pflanzlichen Fetten. Sie ist reich an Kohlenhydraten und Ballaststoffen. Eine kohlenhydratreiche Kost, wie z.B.

Brot, Kartoffeln oder Nudeln, sättigt mehr, als eine fettreiche Mahlzeit. Die kohlenhydrathaltigen Lebensmittel, die in mehr „Volumen" weniger Energie speichern, sollten neben Gemüse und Salaten den Hauptteil der Gerichte ausmachen.

Allgemeine Ernährungsgrundlagen

Jeder Mensch benötigt eine bestimmte Menge an Energie, Wasser, Vitaminen, Mineralstoffen und Spurenelementen, damit sein Körper gesund und leistungsfähig bleibt.

Der Energiebedarf jedes einzelnen ist von vielen Faktoren abhängig, wie z.b. von Geschlecht, Alter, Körpergewicht, Körpergröße, körperlicher Aktivität und klimatischen Bedingungen.

Eine bestimmte Energiemenge ist Voraussetzung dafür, dass alle lebenswichtigen Funktionen (z.b. Atmung, Kreislauf, Erhaltung der Körpertemperatur, Stoffwechsel) im Zustand völliger Ruhe gewährleistet sind.
Diese Energiemenge wird als Grundumsatz bezeichnet.
Zu dem Grundumsatz wird der Leistungsumsatz gerechnet.
Dieser setzt sich aus der Dauer und der Schwere der körperlichen Aktivität zusammen.

Der Energiebedarf läßt sich unter Berücksichtigung der oben genannten Faktoren nur annähernd ermitteln.
Bei überwiegend leichter körperlicher Tätigkeit, wie z.b. Büroarbeit oder leichter Hausarbeit, kann folgende Pauschalformel zugrundegelegt werden:

Tägl. Energiebedarf = 30 bis 35 kcal pro kg Körpergewicht

Bitte beachten: Körpergewicht = Normalgewicht

Durch die Auswertung von Ernährungsprotokollen erhält man eine Aussage über den individuellen Energiebedarf. Eine ausreichende Energiezufuhr liegt dann vor, wenn es weder zu einer Gewichtsabnahme noch zu einer Gewichtszunahme kommt. Erstrebenswert ist es, das Normalgewicht zu halten bzw. zu erreichen.

Das Normalgewicht (nach Broca) errechnet sich wie folgt:

Körperlänge in cm minus 100 = Normalgewicht in kg
(Beispiel: 170 cm Körperlänge – 100 = 70 kg)

Zeigt der Zeiger der Waage 20 % und mehr als das errechnete Normalgewicht an, so liegt ein Übergewicht vor.
Übergewicht ist Ursache vieler Wohlstandskrankheiten, wie z.B. Diabetes mellitus Typ II b, Herz-Kreislauf-Erkrankungen sowie Fettstoffwechselstörungen und Gicht.

Allein eine Reduzierung des Übergewichts reicht häufig aus, die Stoffwechsellage zu verbessern und eine Abnahme der Risikofaktoren (erhöhter Blutdruck, erhöhter Blutzucker-, Blutfett- und Harnsäurespiegel) herbeizuführen.
Bereits Gewichtsverluste von wenigen Kilogramm können eine Normalisierungstendenz des Blutzuckerspiegels bewirken und damit eine medikamentöse Therapie überflüssig machen.

Seinen Bedarf an Energie deckt der Körper in erster Linie aus der Verbrennung von Fetten und Kohlenhydraten, im Bedarfsfall auch aus Eiweiß. Diese Nährstoffe liefern bei ihrer Verbrennung Energie in Form von Wärme.

Diese freigewordene, vom Organismus durch den Stoffwechsel wieder nutzbar gemachte Wärmeenergie wird in Kilokalorien pro Gramm (kcal/g) ausgedrückt. Statt der korrekten Bezeichnung Kilokalorie hat sich im Sprachgebrauch die abgekürzte Form Kalorie durchgesetzt.

Kaum durchsetzen konnte sich die in der Wissenschaft international gebräuchliche Einheit Kilojoule (kJ, genannt Joule):
1 kcal = 4,2 kJ.
In diesem Buch wird ausschließlich mit der Einheit kcal gearbeitet.

Die vier Nährstoffe Eiweiß, Kohlenhydrate, Fett und Alkohol liefern bei ihrer Verbrennung unterschiedlich viel Energie:

1 g Eiweiß	liefert	4 kcal
1 g Kohlenhydrate	liefert	4 kcal
1 g Fett	liefert	9 kcal
1 g Alkohol	liefert	7 kcal

Da Alkohol keine wichtigen Nährstoffe liefert, ist er für den menschlichen Organismus nicht notwendig. Aus diesem Grund werden Alkoholkalorien oft auch als "leere" Kalorien bezeichnet, die sich ausschließlich kalorisch (= die Kalorien betreffend) niederschlagen.

Fett ist mit 9 kcal pro Gramm der energiereichste Nährstoff. Er wird deshalb auch oft als Dickmacher verleumdet. Fett macht dick aber nur dann, wenn es in größeren Mengen verzehrt wird, als es der Körper benötigt. Jeder Überschuß wird als Körperfett gespeichert und macht sich folglich auch am Gewicht bemerkbar.

Aber nicht nur das zuviel verzehrte Fett läßt die „Pölsterchen" gedeihen.

Auch überschüssige Kohlenhydrate und Alkohol werden zu Fett umgebaut und entsprechend gespeichert.

Dieses gespeicherte Fett kann aber wiederverwertet werden.

Wird z.B. dem Körper im Rahmen einer Gewichtsreduzierung weniger Energie zugeführt, als er benötigt, so wird das körpereigene Fett zur Energiebereitstellung eingeschmolzen.

Aber ganz verzichten kann man auf Fett auch nicht. Eine bestimmte Fettmenge ist erforderlich, damit die fettlöslichen Vitamine A, D, E und K aus dem Darm in die Blutbahn gelangen können.

Außerdem liefern bestimmte Fette die für den Körper lebensnotwendigen mehrfach „ungesättigten" Fettsäuren. Diese als „essentiell" bezeichneten Fettsäuren können vom Körper nicht selbst produziert werden. Sie müssen mit der Nahrung zugeführt werden und sind in pflanzlichen Fetten (z.B. in Sonnenblumenöl oder - margarine, Distel-, Mais-, Weizenkeim- und Sojaöl) enthalten.

Pro Tag sollten nicht mehr als 60 bis 100 g Fett mit der Nahrung aufgenommen werden. Das entspricht ca. 1 bis 1,2 g Fett pro kg Körpergewicht.

Die durchschnittliche tägliche Fettaufnahme des Bundesbürgers beträgt aber etwa 130 g. Diese erhöhte Fettaufnahme ist hauptsächlich auf den Verzehr versteckter Fette zurückzuführen. Versteckte Fette befinden sich in Wurst, Fleisch, Käse, Milch und Milchprodukten, Nüssen, Kuchen, Keksen, Süßigkeiten mit Schokolade und Chips.

Wasser liefert dem Körper keine Energie. Dennoch ist es ein wichtiger Bestandteil unserer täglichen Ernährung und unseres Körpers.

Wasser ist in allen Geweben enthalten und wichtige Grundlage von Blut, Lymphflüssigkeit und Verdauungssäften. Darüberhinaus ist es Hauptbestandteil der Muskulatur.
Wasser löst die festen Bestandteile unserer Nahrung, wie z.B. Salze und Zucker, und bringt sie, neben einigen Vitaminen und Mineralstoffen, zu den Zellen.
Andere, für den Organismus unbrauchbare Substanzen werden in gelöster Form zur Ausscheidung gebracht.

Unter normalen Umständen verliert der Körper Flüssigkeit über den Schweiß, den Harn, den Stuhlgang und die Atmung. Dieser Verlust muß stets wieder ausgeglichen werden.
Wird die Wasseraufnahme eingeschränkt, so halten die beschriebenen Wasserverluste weiterhin an. Der Körper signalisiert dann seinen noch nicht erfüllten Wasserbedarf durch ein Nachlassen der Speichelproduktion (Durstgefühl) und der Harnproduktion.

Der tägliche Bedarf an Flüssigkeit liegt normalerweise bei etwa 2,5 Liter, wobei 1 bis 1,5 Liter durch Getränke dem Körper zugeführt werden sollten.
Wer Gewicht abnimmt, sollte auf eine ausreichende Flüssigkeitszufuhr achten.

Kohlenhydrate

Zur Gruppe der Kohlenhydrate gehören alle Zuckerarten und die Stärke. Die Grundbausteine der Kohlenhydrate sind die sog. Einfachzucker.

Durch die Aneinanderreihung mehrerer Einfachzucker entstehen die langkettigen Kohlenhydrate Stärke und Zellulose. Stärke wird bei der Verdauung in ihre einzelnen Zuckerbausteine zerlegt. Der Zucker im Blut stellt für den Körper eine wichtige Energiequelle dar.

Kohlenhydrate sind also in erster Linie energiespendende Nährstoffe. So ist das Gehirn z.B. ausschließlich auf die Zufuhr von Traubenzucker angewiesen.

Empfohlen wird, täglich etwa 4 bis 5 g Kohlenhydrate pro kg Körpergewicht mit der Nahrung aufzunehmen. Das entspricht 50 bis 60 % der Gesamtenergie, wobei der untere Wert der realistischere ist.

Ballaststoffe

Ballaststoffe sind alle diejenigen Bestandteile pflanzlicher Nahrung, die vom menschlichen Verdauungssystem nicht abgebaut werden können.

Ballaststoffreich sind Vollkornprodukte, Hülsenfrüchte, Obst und Nüsse.

Damit die unverdaulichen Nahrungsbestandteile ihre Wirkung entfalten können, ist eine ausreichende Flüssigkeitszufuhr notwendig. Nur dann wirken sich Ballaststoffe günstig auf die Verdauung aus. Ein länger andauerndes Sättigungsgefühl und eine Senkung der Blutfette sind weitere positive Eigenschaften der Ballaststoffe.

Ballaststoffe senken das Gesamt- und LDL-Cholesterin (s.S. 30) vor allem durch eine gleichzeitige Verringerung des Fett- und des Zuckeranteils in der Nahrung.

Eiweiß gehört zu einer Nährstoffgruppe, die chemisch und ernährungswissenschaftlich als Protein (griechisch: proton = das Erste, Wichtigste) bezeichnet wird. "Wichtig" sind diese Proteine insofern, als sie am Aufbau sämtlicher Körperzellen beteiligt sind.

Darüber hinaus ist Eiweiß ein ebenso wichtiger Bestandteil des Blutes, der Muskulatur, der Hormone und der Enzyme (= Wirkstoffe, die einzelne Stoffwechselvorgänge beschleunigen).

Proteine sind aus 20 verschiedenen Bausteinen, den Aminosäuren, aufgebaut.
Der menschliche Körper kann 12 dieser Aminosäuren selbst herstellen, die anderen muss er mit der Nahrung zuführen. Sie werden „essentielle" Aminosäuren genannt.

Die tägliche Eiweißzufuhr erfolgt über tierische und pflanzliche Nahrungsmittel, wobei die Proteine unterschiedlich vom Körper verwertet werden.
Hinsichtlich der Zusammensetzung der Aminosäuren ist das tierische Eiweiß dem Eiweiß des menschlichen Gewebes sehr ähnlich.
Es kann deshalb gut (weil ohne große Veränderung der chemischen Struktur) in den menschlichen Organismus eingebaut werden. Aufgrund dieser Eigenschaft werden tierische Proteine als "biologisch hochwertig" bezeichnet.
Etwa die Hälfte der täglich zugeführten Proteine sollte deshalb tierischen Ursprungs sein, d.h. in Form von Fleisch, Fisch, Geflügel, Eiern und Milchprodukten verzehrt werden.

Wertvolle pflanzliche Eiweißlieferanten sind z.B. Sojaerzeugnisse, Hülsenfrüchte, Getreide und Getreideerzeugnisse, Pilze und Nüsse.
Werden pflanzliche Proteine zusammen mit tierischen verzehrt, so kann das Eiweiß noch besser vom Körper verwertet werden.

Günstige Kombinationen sind beispielsweise:

– Weizen und Milch, Milchprodukte   Brot mit Käse oder
                                          Quark

– Kartoffel und Ei   Bratkartoffeln mit
                                          Spiegelei

– Hülsenfrüchte und Milch   Joghurt oder Quark
                                          nach einem Linsen-
                                          eintopf

– Hülsenfrüchte und Getreide   Linsen mit Spätzle,
                                          Brot zum Bohnen-
                                          eintopf

Eine ausreichende Eiweißzufuhr liegt dann vor, wenn 0,8 g Eiweiß pro kg Körpergewicht pro Tag verzehrt wird.
Bei Kindern, Jugendlichen, Schwangeren und Stillenden ist der Bedarf erhöht.

Das bekannteste Süßungsmittel ist der Zucker. Er wird vielen Lebensmitteln bei der Herstellung zugesetzt, um deren geschmackliche Eigenschaften zu verstärken.

Zum Süßen von Speisen ist der Griff zur Zuckerdose aber nicht mehr so selbstverständlich, wie er es einmal war. Die kalorienarmen Süßstoffe und die damit gesüßten Produkte haben sich mittlerweile einen festen Platz in der täglichen Ernährung erobert. Süßstoffe gibt es in flüssiger Form und als Tabletten, teilweise werden auch Streusüßen angeboten. Süßstoffe sind z.B. Saccharin, Cyclamat, Aspartame und Acesulfam.

Wer abnehmen möchte, verwendet zum Süßen am besten Süßstoffe.

Ein anderer Zuckerersatz sind die Zuckeraustauschstoffe, zu denen Fruchtzucker (=Fruktose), Sorbit und Isomalt zählen.

Diese Zuckeraustauschstoffe haben genauso viele Kalorien wie Haushaltszucker (Ausnahme: Isomalt), erhöhen den Blutzucker aber kaum. Sie werden vorwiegend zur Herstellung z.B. von Diabetikergebäck und -süßwaren eingesetzt.

Nach dem Verzehr mancher Diabetikerprodukte kann es zu Blähungen und Durchfall kommen.

Fettstoffwechselstörungen/
Spezielle Ernährungsgrundlagen

Blutfette

Cholesterin und Triglyceride sind zwei wichtige Gruppen von Blutfetten. Sie nehmen viele Aufgaben im Organismus wahr. Die Blutfette spielen eine wichtige Rolle beim Aufbau von Zellmembranen und sind zugleich Bausubstanz für Hormone, Gallensäuren und Botenstoffen. Cholesterin wird über die Nahrung aufgenommen, aber auch vom Körper selbst gebildet.

Eine Erhöhung der Blutfette kann unterschiedliche Ursachen haben. Die erbliche Veranlagung, erhöhte Blutfette zu bilden, bezeichnet man als *primäre Hyperlipidämie.* Treten erhöhte Blutfette als Folge anderer Erkrankungen oder unter Einnahme bestimmter Medikamente auf, spricht man von einer *sekundären Hyperlipidämie.* Die meisten Menschen mit Fettstoffwechselstörungen haben als Ursache der erhöhten Blutfette eine Kombination aus ererbter Anlage und ernährungsbedingten Faktoren.

Cholesterin ist eine fettähnliche Substanz im Blut und in den Körpergeweben, die der menschliche Organismus für viele lebenswichtige Funktionen benötigt.

Der im Blut gemessene *Gesamtcholesterinspiegel* gibt an, wieviel Cholesterin insgesamt im Blut transportiert wird. Ein erhöhter Cholesterinspiegel kann auf eine zu hohe Aufnahme mit der Nahrung oder auf eine gesteigerte Cholesterinproduktion im Körper zurückzuführen sein.

Da das Blut größtenteils aus Wasser besteht, die Fette sich aber nicht mit Wasser verbinden können, koppeln sich die Blutfette an Eiweiße. Diese sog. „Lipoproteinkomplexe" lösen sich im Blut und transportieren das Cholesterin und die Triglyceride an ihre Bestimmungsorte im Organismus.

Aus einer Gruppe von insgesamt über 12 Eiweiß-Fettverbindungen sind zwei besonders hervorzuheben, weil sie eine große unterschiedliche gesundheitliche Bedeutung haben.

Nämlich das LDL-Lipoprotein (Low-Density-Lipoprotein) und das HDL-Lipoprotein (High-Density-Lipoprotein) .

Das *LDL-Cholesterin* stellt im Vergleich zum HDL-Cholesterin den größten Anteil am Gesamtcholesterin und transportiert Cholesterin zu den einzelnen Organen.

Das LDL-Cholesterin ist für den Organismus das „schlechte" Cholesterin, weil es dafür verantwortlich ist, dass sich überschüssiges Cholesterin in den Gefäßen ablagert. Das führt zur Verkalkung der Blutgefäße. Mit dem Ausmaß der Gefäßverkalkung wächst das Risiko, einen Herzinfarkt oder Schlaganfall zu bekommen.

Das *HDL-Cholesterin* als ein Teil des Gesamtcholesterins löst das überschüssige Cholesterin von den Gefäßwänden und transportiert es zur Leber. Von dort aus gelangt es mit der Gallenflüssigkeit in den Stuhl und wird ausgeschieden. Damit hat das HDL-Cholesterin einen positiven, verkalkungshemmenden Effekt.

Triglyceride sind Blutfette, die sich aus gesättigten und ungesättigten Fettsäuren und Glycerin zusammensetzen.
Trigliceride dienen dem Körper als Energiespeicher. Auch erhöhte Triglyceride können das Auftreten einer Herzkrankheit begünstigen.

Die Nahrungsfette setzen sich aus Fettsäuren zusammen. Entsprechend ihrem Molekülaufbau liegen die Fettsäuren in gesättigter, einfach und mehrfach ungesättigter Form vor. Die meisten Fettsäuren kann der Körper selbst herstellen. Die gesättigten Fettsäuren werden überwiegend mit Fleisch, Eiern und Milchprodukten aufgenommen. Die ungesättigten Fettsäuren sind hauptsächlich in pflanzlichen Ölen und Fisch enthalten. Mehrfach ungesättigte Fettsäuren, wie z.b. die Linolsäure (essentielle Fettsäure) in Maiskeimöl oder Sonnenblumenöl, müssen mit der Nahrung zugeführt werden.

Gesättigte Fettsäuren sind vor allem in tierischen Produkten wie Fleisch, Butter, Milch und Käse enthalten. Auch Süßigkeiten mit Schokoladenglasur, Fertigprodukte und gehärtete Fette, wie z.B. Frittierfett, einige pflanzliche Margarinen, enthalten gesättigte Fettsäuren. Genuss im Übermaß erhöht das Herzinfarkt- und Schlaganfallrisiko.

Einfach ungesättigte Fettsäuren sind vor allem in Ölen wie Olivenöl, Raps-, Rüb- und Erdnussöl enthalten. Sie können den Cholesterinspiegel und damit das Herzinfarkt- und Schlaganfallrisiko senken.

Mehrfach ungesättigte Fettsäuren sind vor allem in Sonnenblumenöl, Mais-, Soja-, Distel - und Baumwollsaatöl. Auch diese Fettsäurefraktionen können den Cholesterinspiegel senken und damit das Herzinfarkt- und Schlaganfallrisiko reduzieren.

Spezielle ungesättigte Fettsäuren sowie die *Omega-3-Fettsäuren* sind vor allem in Seefischen, wie Makrelen, Lachs und Hering , sowie in Leinöl vorhanden. Sie senken den Cholesterinspiegel und wirken blutdrucksenkend. Wissenschaftliche Beobachtungen deuten darauf hin, daß einige Krebskrankheiten (z.B. Darmkrebs) dadurch unterdrückt werden können.

Die „Drittelregel" der Deutschen Gesellschaft für Ernährung

Die Fettzufuhr soll nach den Empfehlungen der Ernährungsexperten zu ca.1/3 aus gesättigten Fettsäuren, 1/3 aus ungesättigten Fettsäuren und 1/3 aus mehrfach ungesättigten Fettsäuren bestehen.

Die Eßgewohnheiten in den Mittelmeerländern mit einer fettarmen Mischkost kommt dieser Empfehlung sehr nahe. Die sog. „Mittelmeer-Diät" besteht aus wenig tierischen dafür mehr pflanzlichen Fetten und ist reich an Kohlenhydraten und Ballaststoffen.

Der Verzehr von mehr Fisch, Gemüse und Getreideprodukten dafür weniger Fleisch, Wurst und Vollmilchprodukten fördert die Gesundheit, insbesondere bei Herz– und Kreislaufpatienten.

Statistisch gerechnet isst jeder Bundesbürger im Durchschnitt jeden Tag ca. 130 g Fett. Das sind 50% über den Empfehlungen. 1 g Fett liefert bereits 9 Kilokalorien. Das bedeutet Tag für Tag über 1200 Kcal allein nur aus Fett. Soviel an Fettmenge benötigt der Körper jedoch nicht.

Die Deutsche Gesellschaft für Ernährung empfiehlt die Aufnahme von 1 g Fett pro/kg Körpergewicht. D.h., dass nicht mehr als 30% der zugeführten Kalorien Fettkalorien sein sollten! In diesen 60 bis 70 g Fett pro Tag sollten sowohl die sichtbaren als auch versteckten Fette enthalten sein.

Über 50% der täglich vom Durchschnittsbürger verspeisten 130 g Fett sind sog. „versteckte" Fette. Diese Tatsache ist nach Ansicht vieler Wissenschaftler ausschlaggebend für die zunehmende Häufigkeit der Übergewichtigkeit (Adipositas) und der Fettstoffwechselstörungen.

Durch den sparsameren Umgang mit Fett muß die entstandene Lücke im Kalorienbudget geschlossen werden. Dafür bietet sich der Austausch von Kohlenhydraten gegen Fett an. Der entscheidende Vorteil des Tausches ist rasch erkennbar. Das größere Speisevolumen vermittelt ein besseres Sättigungsgefühl, und die geringere Fettaufnahme wirkt sich positiv auf den Blutfettspiegel aus.

Durch die Zufuhr von mehr Kohlenhydraten werden automatisch auch mehr Ballaststoffe zugeführt. Damit sind entsprechend weniger Verdauungsprobleme zu beklagen.

Durch eine kohlenhydratreichere Ernährung ist automatisch auch eine günstigere Vitamin- und Mineralstoffzufuhr gewährleistet.

Mit der Umstellung der Ernährung kann der Cholesterinspiegel um 5 bis 20 % gesenkt werden. Das Ausmaß der Senkung ist von dem Ausmaß der Fettzufuhr abhängig und davon, ob die neuen Ernährungsgewohnheiten durchgehalten werden.

Die Triglyceride können durch eine Ernährungsumstellung oft in den Normbereich gesenkt werden. Gewichtsabnahme und der Verzicht auf Alkohol sind die wirkungsvollsten Maßnahmen bei erhöhten Triglyceriden.

Eine medikamentöse blutfettsenkende Therapie sollte erst begonnen werden, wenn trotz längerer, konsequenter Ernährungsumstellung die Blutfettwerte noch weit über dem persönlichen Zielwert liegen.

Die Frage:

Butter ist ein hervorragender Geschmacksträger und leicht verdaulich. Allerdings enthält sie einen hohen Anteil an gesättigten Fettsäuren und an Cholesterin.

25 g Butter enthalten 15 g gesättigte Fettsäuren und 60 mg Cholesterin. In den pro Tag empfohlenen 300 mg Cholesterin sind die in 25 g Butter enthaltenen 60 mg Cholesterin gut unterzubringen. Auch die 15 g an gesättigten Fettsäuren stören nicht die Tagesbilanz nach der „Drittelregel" (s.S. 33). Bis zu 4 Scheiben Brot können Sie mit 25 g Butter bestreichen.

Entscheidend ist also nicht, ob das Brot / Brötchen mit Butter bestrichen wird, sondern welcher Belag zusätzlich gewählt wird.

Unter Wurst und Käse ist Margarine mit dem Gehalt an ungesättigten Fettsäuren auf jeden Fall das empfehlenswertere Streichfett.

Unter Streichkäse, Nussaufstrich und Avocado ist wegen des ausreichend vorhandenen Fettanteiles gut auf Streichfett zu verzichten!

Das Frühstücksei

250 mg Cholesterin sind in einem Frühstücksei enthalten. Damit ist fast der Gesamttagesbedarf an empfohlenem Cholesterin von 300 mg erreicht.

Die Entscheidung für oder gegen das Frühstücksei sollte von der Höhe des Cholesterinspiegels abhängig gemacht werden.

Unter den Speisefetten wird zwischen günstigen und ungünstigen Fetten unterschieden. Fette tierischen Ursprungs sind eher ungünstig, weil sie reich an Cholesterin und gesättigten Fettsäuren sind. Produkte aus pflanzlichen Fetten sind dagegen in der Regel günstig, insbesondere alle Öle, wie z.b. das Sonnenblumenöl, Distelöl, Maiskeimöl und Olivenöl.

Jedoch nicht alle pflanzlichen Fette sind empfehlenswert! Das Kokusfett (z.b. Palmin®) oder das Palmöl sind mit einem hohen Anteil an gesättigten Fettsäuren eher ungünstig.

Als Faustregel kann gelten:

Je flüssiger das Fett ist, umso mehr ungesättigte Fettsäuren sind darin enthalten.

Hartes Fett ist in der Regel reich an gesättigten Fettsäuren, die als ungesund gelten.

Bei der Margarine kann an der Konsistenz der Anteil an mehr oder weniger gesättigten Fettsäuren abgeschätzt werden. Ist Margarine trotz Eisschrankkühlung gut schmierbar, enthält sie mit Sicherheit einen höheren Anteil an ungesättigten, gesunden Fettsäuren als an gesättigten Fettsäuren.

Unabhängig davon, um welches Fett es sich handelt, enthält ein gestrichener Esslöffel Speisefett ca. 10 g Fett. Das ist im Rahmen der angestrebten Gewichtsreduktion mit zu berücksichtigen. Hilfreich sind Halbfettmargarinen sowie Milchhalbfette, denn sie enthalten nur einen ca. 40%-igen Fettanteil. Auch bei diesen Produkten sollte auf einen hohen Anteil an mehrfach ungesättigten Fettsäuren geachtet werden.

Die tierischen Fette enthalten, wie schon erwähnt, vorwiegend ungünstige Fette und Cholesterin. Fleisch liefert jedoch auch wichtige Nährstoffanteile, wie z.B. biologisch hochwertiges Eiweiß sowie das für den Organismus wichtige Eisen.

Schon eine Bratwurst enthält ca. 20 g Fett. Aus diesem Grund sollte Fleisch als geschmackliche Bereicherung durchaus auf dem Speiseplan stehen, nicht jedoch zum sattessen. Magere Fleischsorten wie Rind- und Kalbfleisch, Pute und Hähnchen sind geeignet. Eine große Portion Filet gleichgültig von welchem Tier enthält nur ca. 1 g Fett. Der Fettgehalt der Lebensmittel sagt jedoch nichts über den Cholesteringehalt aus. Auch magere Fleischsorten können reich an Cholesterin sein.

Bei erhöhtem Cholesterinspiegel sollten Innereien (Leber, Bries, Zunge, Hirn und Nieren) nicht gegessen werden.

Auch auf Wurst muss nicht verzichtet werden! Es lohnt sich jedoch, auf den Fettgehalt zu achten. Schinken ohne Fettrand, Geflügelaufschnitt oder Corned Beef sind sehr zu empfehlen. Bei allen „durch den Wolf gedrehten" Wurstwaren ist besondere Vorsicht geboten. Bis auf wenige Wurstsorten mit einem geringeren Fettanteil sind diese Streichwurstsorten meist sehr fettreich.

Der unterschiedliche Fettgehalt von Lebensmitteln fällt besonders bei der Betrachtung von Milchprodukten auf. Die Auswahl
fällt jedoch wegen des reichhaltigen Angebotes fettreduzierter
Milchprodukte leicht. Beim Käse ist der Fettgehalt mit dem Zusatz i.Tr. (in der Trockenmasse) angegeben. Käse enthält je
nach Sorte 30% bis 80% Wasser, so dass der tatsächliche
Fettgehalt geringer ist. Camembert mit 50% Fett i.Tr. enthält
z.B. nur 25% Fett, da etwa die Hälfte des Käses aus Wasser
besteht.

Käsesorten mit ca. 30 - 35% i.Tr. sind immer richtig!

Mit Milch- und Milchprodukten wird dem Organismus u.a. auch
ein großer Anteil an Calcium zugeführt. Schon aus diesem Grund
sollte auf Milch und Milchprodukte nicht verzichtet werden.

Der Tagesbedarf von ca. 1 g Calcium kann ohne die Zufuhr von
Milchprodukten nur schwer gedeckt werden.

„Mager"- Fische, wie z.B. Rotbarsch, Kabeljau, Seelachs, Barsch, sind praktisch fettfrei. Sie enthalten viel biologisch hochwertiges Eiweiß und Jod.

„Fett"– Fische, wie z.B. Aal, Lachs, Makrele, Hering, Bückling, Matjes, Thunfisch, enthalten ähnlich viel Fett wie eine vergleichbare Portion Fleisch. Sie sind aber dennoch für den Organismus auch bei erhöhten Blutfetten noch günstig, weil die Fettzusammensetzung günstig ist. Sie enthalten u.a. das spezielle Fischöl, die sog. Omega-3-Fettsäuren, die, wie schon erwähnt, den Cholesterinspiegel senken können, die Arterien erweitern und dadurch den Blutdruck senken.

Fisch sollte mehrfach in der Woche auf den Tisch kommen! Gegrillt, gedünstet oder in Folie gegart, hilft u.a. auch Kalorien sparen.

Mit pflanzlichen Lebensmitteln machen Sie nichts verkehrt! Ausnahmen sind das Kokusfett (Palmin ®) und das Palmöl. Zum Braten und Kochen sollte ein gutes Keimöl verwendet werden. Für Salate je nach Geschmack z.B. Olivenöl, Distelöl oder kaltgepreßte Öle.

Nüsse, Produkte aus Nüssen, z.B. Nussufstriche, Nuss-Nougat-Cremes oder Erdnuss-Creme enthalten eine günstige Fettkonstellation, sind jedoch wegen des hohen Fettgehaltes sehr kalorienreich.

Auch die Avocado ist sehr fettreich, enthält aber eine günstige Fettzusammensetzung.

Wegen des hohen Fettgehaltes von Nuss-Nougat-Cremes, Nussaufstrichen und der Avocado sollte auf Butter oder Margarine unter diesen Brotaufstrichen verzichtet werden. Diese Maßnahme wirkt sich positiv auf die Kalorienbilanz aus!

Gemüse, Obst, Brot, Nudeln und Hülsenfrüchte haben einen so geringen Fettanteil, dass diese Lebensmittel nicht berücksichtigt werden müssen. Gemüse, Getreideprodukte und Kartoffeln sollten ca. 50% der täglichen Nahrungsmenge ausmachen.

Gemüse besteht praktisch nur aus Wasser und kann in großen Mengen verzehrt werden. Getreideprodukte und Kartoffeln sind sehr günstig. Sie sättigen, liefern wenig Energie und helfen langfristig, das Gewicht zu stabilisieren.

„Fettgebackene" Lebensmittel, wie z.B. Pommes frites, Kroketten, Kartoffelchips, Berliner, sind in der Regel mit hartem Fett der Palmfrüchte oder der Kokusnuß gebacken. Diese Frittierfette enthalten aber die gesättigten, ungesunden Fettsäuren. Zum anderen sollte beim Verzehr an den verhältnismäßig hohen Fett- und damit Kalorienanteil gedacht werden.

Obst und Gemüse sind ein wichtiger Ernährungsbestandteil, da sie neben Ballaststoffen und Mineralstoffen auch Vitamine enthalten.

Analysenteil

Erläuterung der Symbole, Tips und Hinweise

Die Nahrungsmittel sind in verschiedene Gruppen unterteilt. Diese Unterteilung ist farblich gekennzeichnet:

Milch (-produkte), Käse

Fette

Fleisch, Wurstwaren, Geflügel, Wild, Fisch und Fischwaren

Gemüse, Pilze, Hülsenfrüchte

Kartoffel (-produkte), Reis, Nudeln

Snacks, Saucen

Brot/Backwaren

Obst

Süßwaren, Gebäck, Konfitüre

Getränke

Beim Durcharbeiten wird sicher auffallen, dass die Bilder nicht immer entsprechend den einzelnen Nahrungsmittelgruppen angeordnet sind.

Die Nahrungsmittel wurden vielmehr so angeordnet, dass es leicht ist, aus verschiedenen Komponenten eine komplette Mahlzeit zusammenzustellen.

140 g (200 g)   Der verzehrbare Anteil beträgt 140 g.
Apfelsine   Die Zahl in Klammern gibt das Gewicht mit Schale, Knochen etc. wieder.

Die Abbildung zeigt, wie groß der Anteil der einzelnen Nährstoffe und des Wassers in diesem Nahrungsmittel ist.

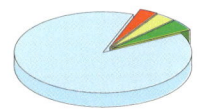

gelb = **F**ett
grün = **K**ohlenhydrate
rot = **E**iweiß
blau = **W**asser
lila = **A**lkohol

F	9
KH	12
E	8
W	219
A	8

Die Angaben, in welcher Menge jeder Nährstoff und das Wasser enthalten sind, kann man den Zahlen hinter den farbigen Feldern entnehmen. Diese Zahlen wurden auf- bzw. abgerundet.

Dieses Nahrungsmittel enthält:
9 g Fett, 12 g Kohlenhydrate, 8 g Eiweiß, und **219 g Wasser.**
In ihm überwiegen bei den Nährstoffen die Kohlenhydrate, der mengenmäßig größte Teil besteht aus Wasser.

Mit diesem Nahrungsmittel nimmt man 0 % der täglich empfohlenen Cholesterinmenge von 300 mg =100 % auf.

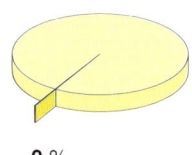

0 %

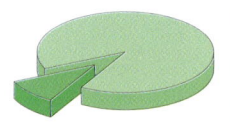

10 %

Mit diesem Nahrungsmittel nimmt man 10 % der täglich empfohlenen Ballaststoffmenge von 30 mg =100 % auf.

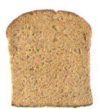

1 BE

Die Brotscheibe steht für die BE-Menge. Dieses Nahrungsmittel hat 1 BE.

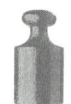

97 kcal

Das Gewicht steht für die Kilokalorienmenge. Dieses Nahrungsmittel hat 97 kcal.

Dieses Symbol deutet auf eine ungünstige Eigenschaft des entsprechenden Nahrungsmittels hin. Der nach unten gedrehte Daumen wird z.B. bei besonders cholesterin- und fettreichen Nahrungsmitteln eingesetzt.
Beispiel: viel Fett = ↑ kcal (viele Kilokalorien)

Der nach oben gerichtete Daumen soll auf eine günstige Eigenschaft eines Lebensmittels hinweisen.
Beispiel: besonders fettarm oder
          besonders ballaststoffreich

Das Ausrufezeichen verweist auf andere, günstigere oder vergleichbare Nahrungsmittel.

❗

Der Tip zeigt auf, welche Zubereitungsart bei diesem Nahrungsmittel günstig ist und ob ein Austausch mit anderen Nahrungsmitteln sinnvoll ist.

TIP

Erklärung häufig wiederkehrender Fachbegriffe und Abkürzungen

gesättigte FS = gesättigte Fettsäuren (Erklärung S. 32)

EUFS = einfach ungesättigte Fettsäuren (Erklärung S. 32)

MUFS = mehrfach ungesättigte Fettsäuren (Erklärung S. 32)

ω–3-Fettsäuren = Omega - 3 - Fettsäuren (Erklärung S. 33)

Milch (-produkte)

	Nährstoffe	kcal	BE

1   250 ml Milch, 3,5 % Fett

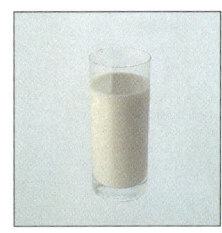

F   9
KH   12
E   8
W   219

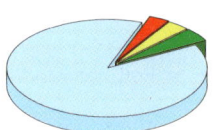

163 kcal   **1** BE

2   250 ml Buttermilch

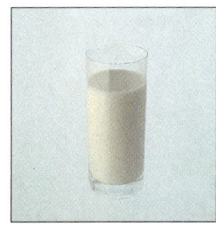

F   1
KH   10
E   9
W   228

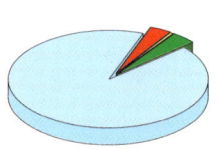

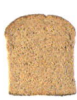

93 kcal   **1** BE

3   7,5 g Kondensmilch, 10 % Fett

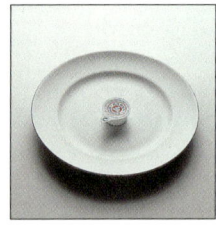

F   0,8
KH   1
E   0,7
W   5

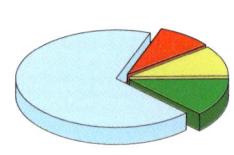

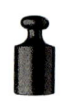

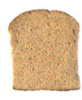

13 kcal   **0** BE

4   10 g Kaffeesahne, 10 % Fett

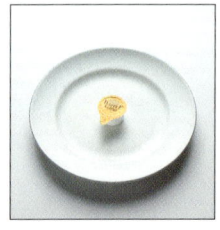

F   1
KH   0,4
E   0,3
W   8

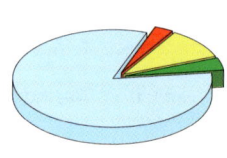

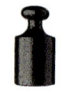

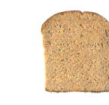

12 kcal   **0** BE

Tips   **Cholesterin**

 viel Fett = ↑ kcal
reich an gesättigten FS
reich an Cholesterin

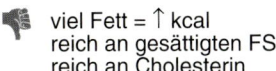 fettarme Milch mit 1,5 % Fett verwenden

TIP zur Zubereitung von Milchspeisen Mager-
milch mit 0,3 % Fett verwenden

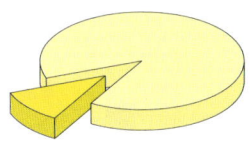

11 %

 wenig Fett = ↓ kcal

TIP Milchshakes lassen sich statt mit Vollmilch
auch gut mit Buttermilch und Früchten zubereiten

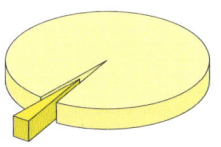

3 %

 viel Fett = ↑ kcal

 Austausch gegen Kondensmilch 4 % Fett

TIP fettarme Milch oder Vollmilch in Tee oder
Kaffee spart Fett und Cholesterin

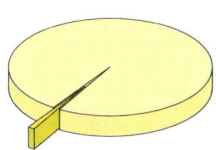

1 %

 viel Fett = ↑ kcal

 Austausch gegen Kondensmilch 4 % Fett

TIP fettarme Milch oder Vollmilch in Tee oder
Kaffee spart Fett und Cholesterin

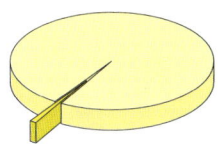

1 %

	Nährstoffe	kcal	BE

5   15 g Crème fraiche, 30 % Fett

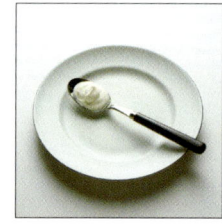

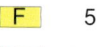 F   5

 KH   0,4

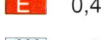 E   0,4

W   9

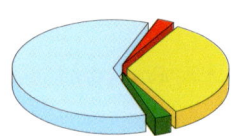

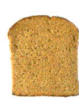

44 kcal   **0** BE

6   15 g Sahne, 30 % Fett

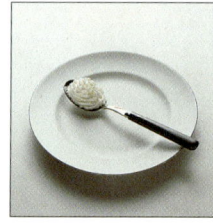

 F   5

KH   0,5

 E   0,5

W   9

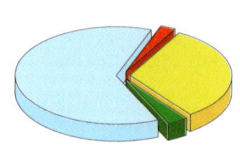

46 kcal   **0** BE

7   15 g Sahne, sauer, 10 % Fett

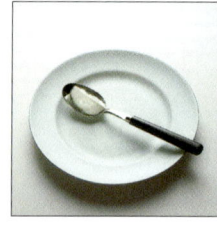

 F   2

 KH   0,6

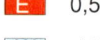 E   0,5

W   12

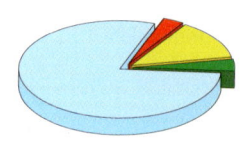

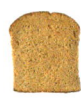

18 kcal   **0** BE

8   15 g Schmand, 24 % Fett

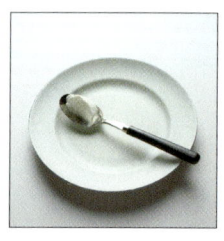

F   4

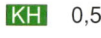 KH   0,5

 E   0,4

W   10

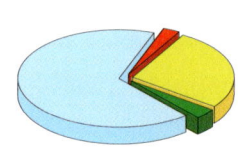

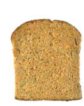

36 kcal   **0** BE

| Tips | Cholesterin |

 viel Fett = ↑ kcal
cholesterinreich
reich an gesättigten FS

 saure Sahne hat weniger Fett

TIP Soßen lassen sich mit etwas angerührtem
Magerquark verfeinern

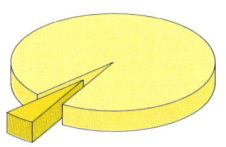

5 %

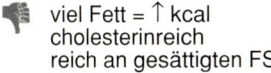 viel Fett = ↑ kcal
cholesterinreich / reich an gesättigten FS

saure Sahne zum Verfeinern von Speisen
verwenden

TIP Kuchen und Torten mit Quark- statt mit Sahne-
füllung zubereiten
Obstkuchen ist besser als Sahnetorte
bei Aufläufen einen Teil Sahne durch Milch
ersetzen

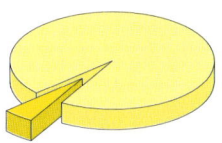

5 %

guter Ersatz für Crème fraiche, Schmand und
Sahne

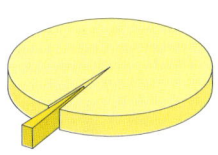

2 %

viel Fett = ↑ kcal
cholesterinreich
reich an gesättigten FS

 besser saure Sahne verwenden

TIP saure Sahne ersetzt Schmand in Soßen und
Aufläufen

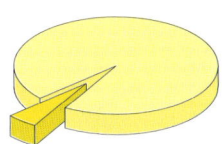

5 %

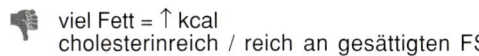
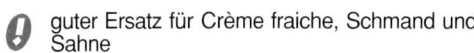

Milchprodukte

	Nährstoffe	kcal	BE

9   150 g Joghurt, 3,5 % Fett

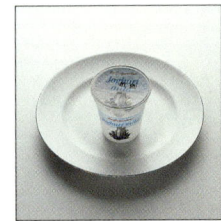

F 6
KH 7
E 6
W 131

107 kcal   **0,5** BE

10   150 g Fruchtjoghurt, 3,5 % Fett

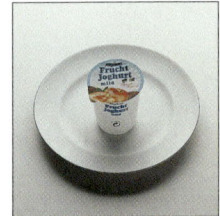

F 4
KH 20
E 6
W 125

151 kcal   **1,5** BE

11   150 g Dickmilch, 3,5 % Fett

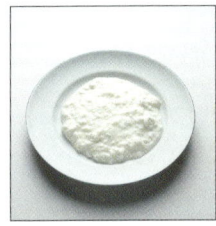

F 6
KH 6
E 5
W 131

99 kcal   **0,5** BE

12   30 g Speisequark, mager

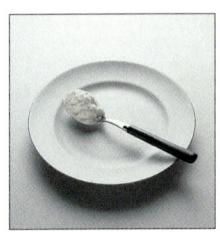

F 0,1
KH 1
E 4
W 24

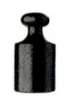

22 kcal   **0** BE

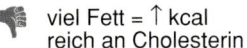 viel Fett = ↑ kcal
reich an Cholesterin

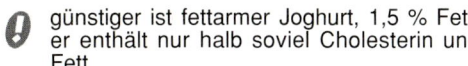 günstiger ist fettarmer Joghurt, 1,5 % Fett,
er enthält nur halb soviel Cholesterin und
Fett

TIP Magerjoghurt, 0,3 % Fett, enthält so gut wie
kein Cholesterin und Fett
leckere Joghurts und Quarkzubereitungen
gibt es mit 0,1 g Fett pro 100 g

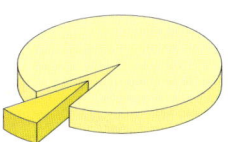

7 %

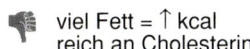 viel Fett = ↑ kcal
reich an Cholesterin

günstiger ist fettarmer Joghurt, 1,5 % Fett,
er enthält nur halb soviel Cholesterin und
Fett

TIP auch bei mit Süßstoff zubereiteten Diät-
produkten sollte man auf die Fettgehalts-
stufe achten
leckere Joghurts und Quarkzubereitungen
gibt es mit 0,1 g Fett pro 100 g

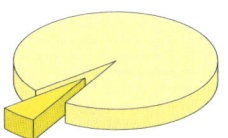

6 %

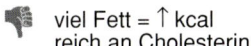 viel Fett = ↑ kcal
reich an Cholesterin

günstiger ist fettarme Dickmilch, 1,5 % Fett,
der Gesamtfettgehalt sowie der Cholesteringehalt sind verringert

TIP auch bei mit Süßstoff zubereiteten Diät-
produkten sollte man auf die Fettgehalts-
stufe achten
leckere Joghurts und Quarkzubereitungen
gibt es mit 0,1 g Fett pro 100 g

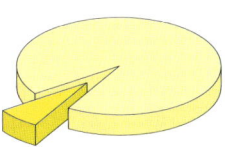

7 %

 wenig Fett = ↓ kcal / cholesterinarm

guter Ersatz für Sahnequark 20% und 40%

TIP für Quarkspeisen den Magerquark mit dem
Handrührgerät und etwas Mineralwasser
schaumig rühren
unter Konfitüre ist Magerquark ein guter
Ersatz für Streichfett
unter streichfähigen Produkten auf Streichfett verzichten
Magerquark mit frischen Kräutern ist ein
schmackhafter, fettarmer Brotbelag

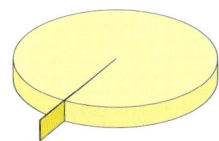

0 %

	Nährstoffe	kcal	BE

Käse

13 30 g Hüttenkäse

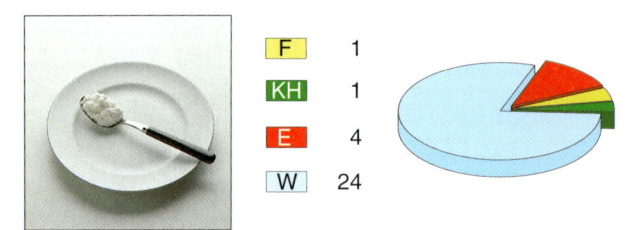

F	1
KH	1
E	4
W	24

31 kcal   **0** BE

14 17 g Frischkäse, 60 % Fett i.Tr.

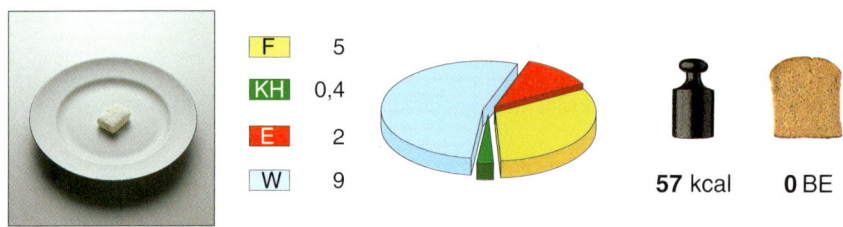

F	5
KH	0,4
E	2
W	9

57 kcal   **0** BE

15 30 g Brie, 50 % Fett i.Tr.

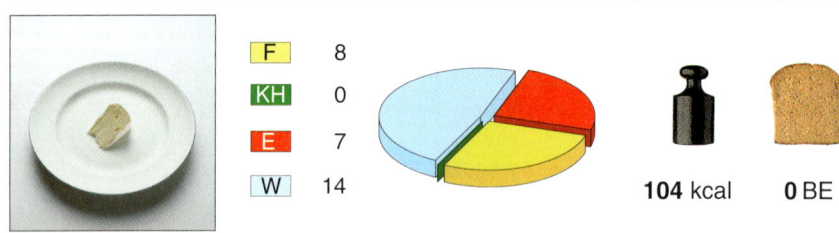

F	8
KH	0
E	7
W	14

104 kcal   **0** BE

16 30 g Camembert, 60 % Fett i.Tr.

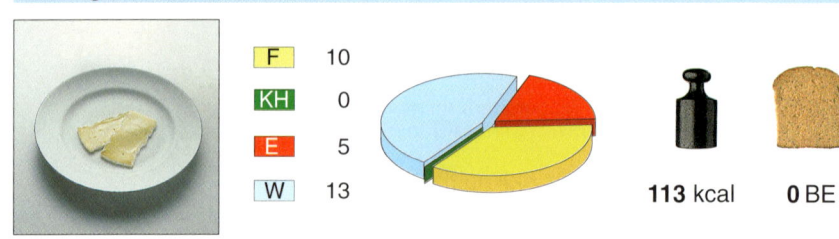

F	10
KH	0
E	5
W	13

113 kcal   **0** BE

wenig Fett = ↓ kcal
cholesterinarm

 fettarmer Brotbelag

TIP unter streichfähigen Produkten auf Streichfett verzichten

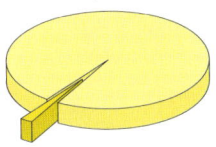

2 %

 viel Fett = ↑ kcal
cholesterinreich / reich an gesättigten FS

 fettreduzierten Frischkäse verwenden

TIP unter streichfähigen Produkten auf Streichfett verzichten
Käsesorten mit weniger als 45 % Fett i. Tr.
verwenden
Brote dünner bestreichen
leckere Brotaufstriche lassen sich aus Magerquark und Frischkäse mit Kräutern herstellen

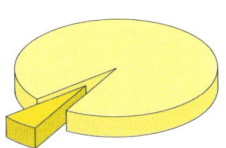

6 %

 viel Fett = ↑ kcal
cholesterinreich
reich an gesättigten FS

 fettreduzierten Brie verwenden

TIP dünn belegen oder Klappbrote machen

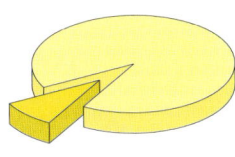

9 %

 viel Fett = ↑ kcal
cholesterinreich
reich an gesättigten FS

 fettreduzierten Camembert z.B. mit 30 % Fett
i. Tr. verwenden

TIP dünn belegen, Klappbrote machen
unter streichfähigem Camembert auf Streichfett verzichten

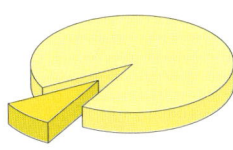

9 %

Käse

Käse

	Nährstoffe	kcal	BE

17 30 g Butterkäse, 50 % Fett i.Tr.

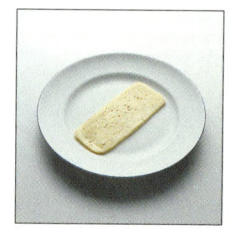

F	9
KH	0
E	6
W	14

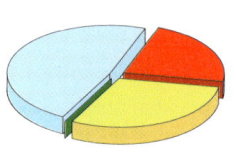 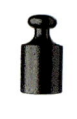 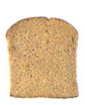

104 kcal   **0** BE

18 30 g Cheddar, 50 % Fett i. Tr.

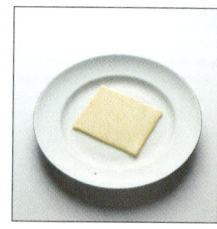

F	10
KH	0,1
E	8
W	11

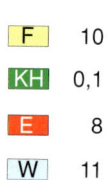 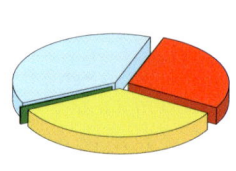 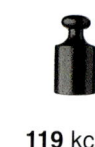 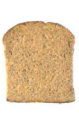

119 kcal   **0** BE

19 30 g Edamer, 45 % Fett i.Tr.

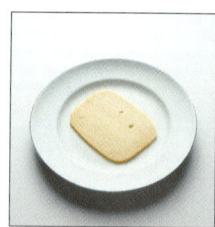

F	9
KH	0
E	7
W	12

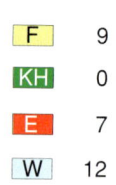 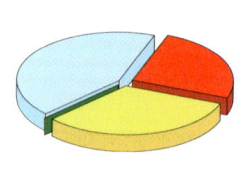 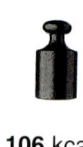 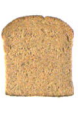

106 kcal   **0** BE

20 30 g Emmentaler, 45 % Fett i.Tr

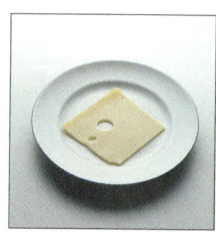

F	9
KH	0
E	9
W	11

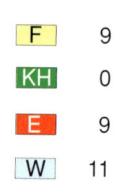 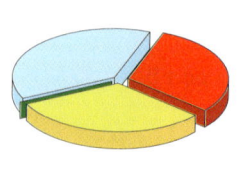 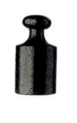 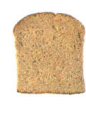

115 kcal   **0** BE

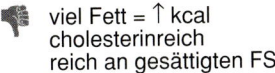   viel Fett = ↑ kcal
cholesterinreich
reich an gesättigten FS

   Käsesorten mit weniger als 45 % Fett i. Tr.
verwenden

TIP   dünn belegen, Klappbrote machen, woanders
einsparen

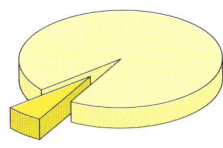

6 %

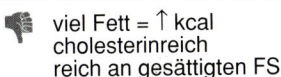   viel Fett = ↑ kcal
cholesterinreich
reich an gesättigten FS

   Käsesorten mit weiniger als 45 % Fett i. Tr.
verwenden

TIP   dünn belegen, Klappbrote machen, woanders
einsparen
nur selten verzehren

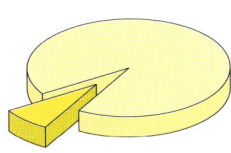

8 %

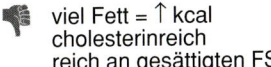   viel Fett = ↑ kcal
cholesterinreich
reich an gesättigten FS

   fettreduzierten Käse verwenden

TIP   dünn belegen, Klappbrote machen, woanders
einsparen
nur selten verzehren

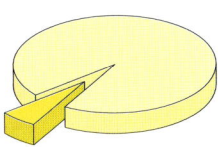

6 %

---

   viel Fett = ↑ kcal
cholesterinreich
reich an gesättigten FS

   fettreduzierten Käse verwenden

TIP   dünn belegen, Klappbrote machen, woanders
einsparen
nur selten verzehren
zum Überbacken/Kochen die Gesamtmenge
reduzieren

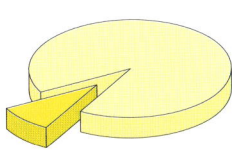

9 %

Käse

| | Nährstoffe | kcal | BE |

21 30 g Gorgonzola, 50 % Fett i.Tr.

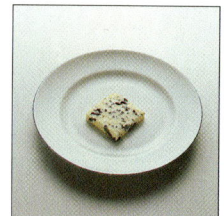

F	9
KH	0
E	6
W	13

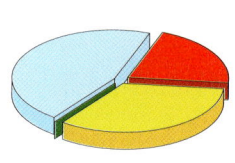
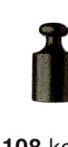
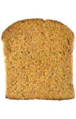

108 kcal **0** BE

22 30 g Gouda, 45 % Fett i.Tr.

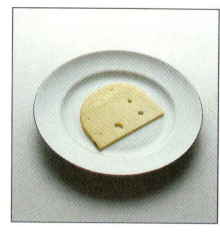

F	9
KH	0
E	8
W	11

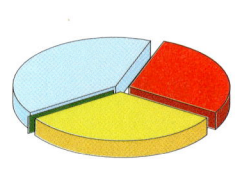
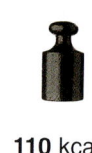
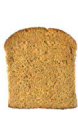

110 kcal **0** BE

23 30 g Gruyère

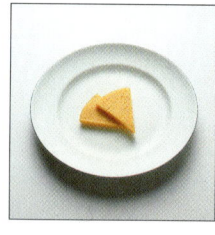

F	10
KH	0
E	9
W	10

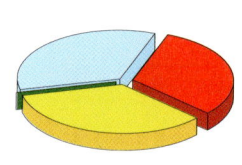
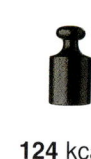
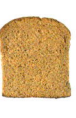

124 kcal **0** BE

24 35 g Harzer-, Korbkäse

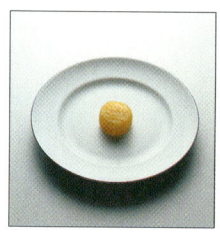

F	0,2
KH	0
E	11
W	22

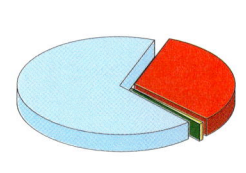
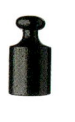
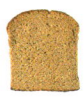

49 kcal **0** BE

viel Fett = ↑ kcal
cholesterinreich
reich an gesättigten FS

TIP seltener verzehren, woanders einsparen
auf Streichfett verzichten

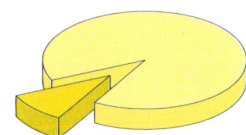

10 %

Käse

 viel Fett = ↑ kcal
cholesterinreich / reich an gesättigten FS

 fettreduzierten Gouda verwenden

TIP dünn belegen, Klappbrote machen, woanders
einsparen, nur selten verzehren
zum Überbacken/Kochen die Gesamtmenge
reduzieren
geraspelter Käse verbraucht sich sparsamer

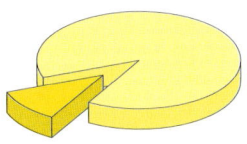

11 %

 viel Fett = ↑ kcal
cholesterinreich
reich an gesättigten FS

TIP seltener verzehren, woanders einsparen
auf Streichfett verzichten

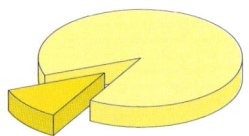

11 %

 wenig Fett = ↓ kcal
cholesterinarm

 für alle, die es herzhaft mögen, guter Ersatz
für alle anderen vollfetten Käsesorten

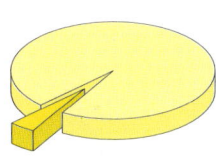

4 %

Käse

| | Nährstoffe | kcal | BE |

25 30 g Roquefort, 50 % Fett i. Tr.

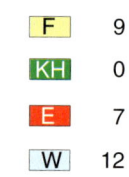

F 9
KH 0
E 7
W 12

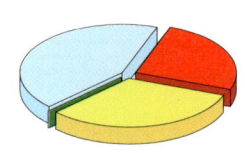

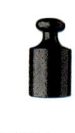 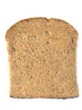

109 kcal **0** BE

26 20 g Scheibletten, 45 % Fett i.Tr.

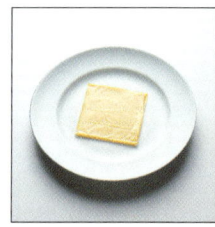

F 5
KH 0
E 4
W 10

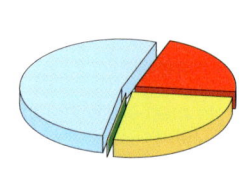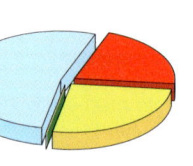

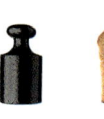 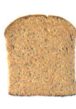

70 kcal **0** BE

27 25 g Schmelzkäse, 45 % Fett i.Tr.

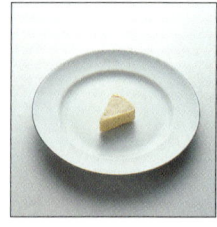

F 6
KH 0
E 4
W 13

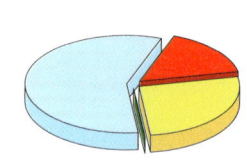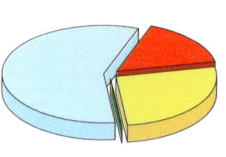

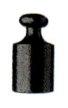 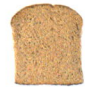

68 kcal **0** BE

28 3 g Parmesan

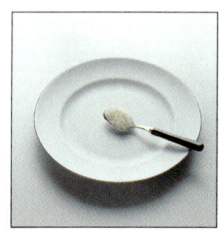

F 1
KH 0
E 1
W 1

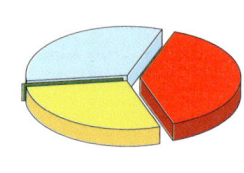

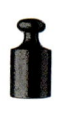 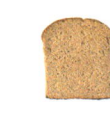

11 kcal **0** BE

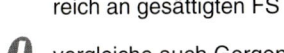 viel Fett = ↑ kcal
cholesterinreich
reich an gesättigten FS

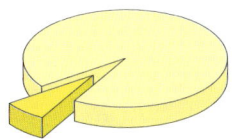 vergleiche auch Gorgonzola

7 %

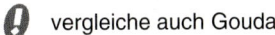 viel Fett = ↑ kcal
cholesterinreich
reich an gesättigten FS

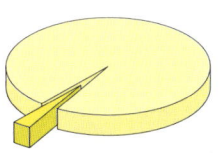 vergleiche auch Gouda

3 %

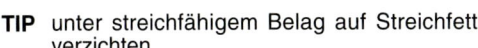 viel Fett = ↑ kcal
cholesterinreich
reich an gesättigten FS

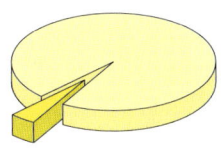 fettreduzierten Frischkäse verwenden

TIP unter streichfähigem Belag auf Streichfett
verzichten

4 %

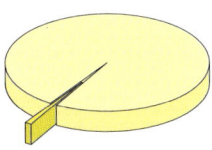 in dieser Menge unbedenklich

TIP eignet sich gut zum Überbacken, da wegen
intensiven Geschmacks nur eine kleine
Menge benötigt wird

1 %

Käse

	Nährstoffe	kcal	BE

29 66 g Mozzarella

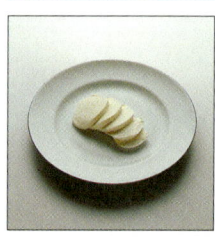

F	11
KH	0
E	13
W	40

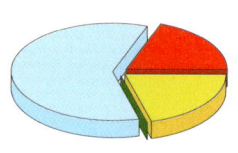 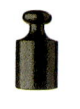 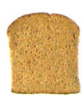

150 kcal   **0** BE

30 70 g Schafskäse, 45 % Fett i.Tr.

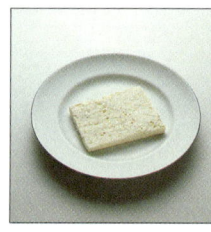

F	13
KH	0,4
E	12
W	41

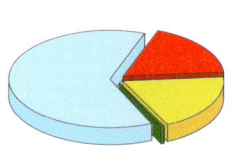 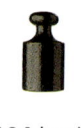 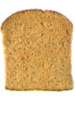

164 kcal   **0** BE

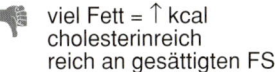
viel Fett = ↑ kcal
cholesterinreich
reich an gesättigten FS

TIP zum Überbacken die Gesamtmenge reduzieren
im Tomaten-Mozzarella-Salat die Menge reduzieren

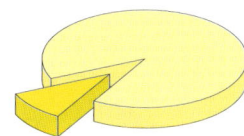

10 %

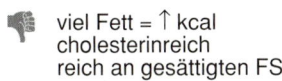
viel Fett = ↑ kcal
cholesterinreich
reich an gesättigten FS

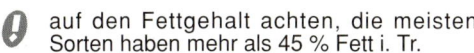 auf den Fettgehalt achten, die meisten
Sorten haben mehr als 45 % Fett i. Tr.

TIP durch den herzhaften Geschmack reicht
beim Kochen und für Salate meist eine
kleine Menge

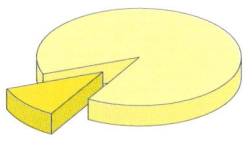

11 %

Käse

Fette

	Nährstoffe	kcal	BE

31　10 g Butter

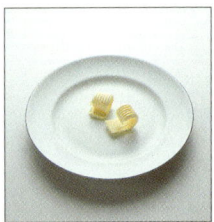

F	8
KH	0,1
E	0,1
W	2

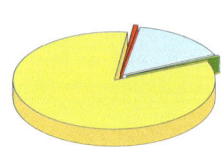

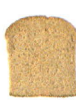

75 kcal　　**0** BE

32　10 g Margarine

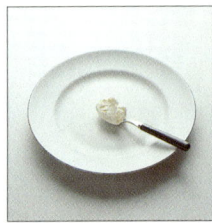

F	8
KH	0
E	0
W	2

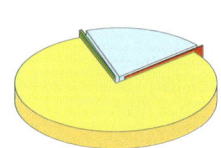

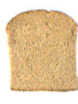

72 kcal　　**0** BE

33　20 g Mayonnaise, 80 % Fett

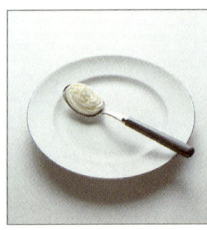

F	16
KH	0,6
E	0,2
W	3

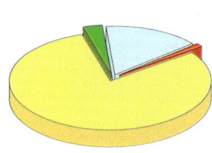

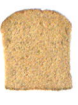

145 kcal　　**0** BE

Fette

👎 cholesterinreich / reich an gesättigten FS

❶ besser Halbfettbutter oder Diätmargarine mit dem Hinweis besonders reich an MUFS

TIP zum Kochen und Braten z.B. Sonnenblumenöl verwenden
unter streichfähigem Belag auf Streichfett verzichten, mit Halbfettprodukten spart man Kalorien und Cholesterin
Dünsten, Garen in Folie, oder im Dampf-drucktopf und Grillen gehören zu den fett-armen Zubereitungsarten

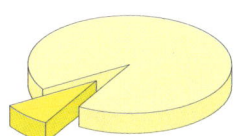

8 %

👎 viel Fett = ↑ kcal

👎 cholesterinfrei

❶ bevorzugen Sie Margarinesorten mit der Aufschrift „reich an mehrfach ungesättigten FS"

TIP mit einer Reformmargarine als Halbfettpro-dukt spart man gleichzeitig Gesamtfett und Kalorien.

Dünsten, Garen in Folie, oder im Dampf-drucktopf und Grillen gehören zu den fett-armen Zubereitungsarten

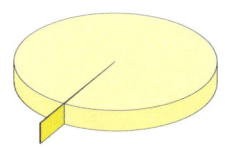

0 %

👎 viel Fett = ↑ kcal
cholesterinreich / reich an gesättigten FS

❶ besser leichte Mayonaise mit weniger Fett verwenden

TIP Mayonaise mit fettarmem Joghurt mischen, um den Fett- und Cholesteringehalt zu re-duzieren
Salate besser mit Joghurtsoßen oder Essig/Öl-Dressing zubereiten

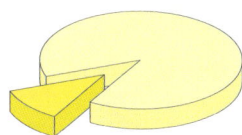

11 %

		Nährstoffe	kcal	BE

Fette

34 15 g Olivenöl

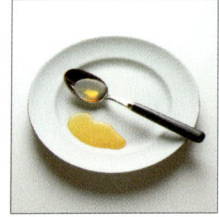

F	15
KH	0
E	0
W	0

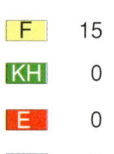 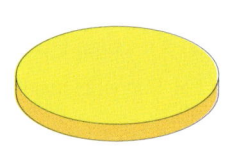 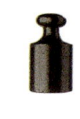 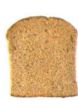

135 kcal   **0** BE

35 15 g Sonnenblumenöl

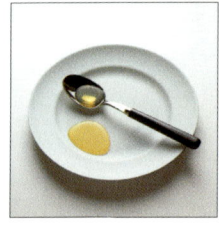

F	15
KH	0
E	0
W	0

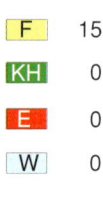 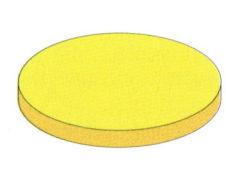 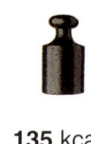 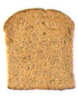

135 kcal   **0** BE

36 15 g Schmalz

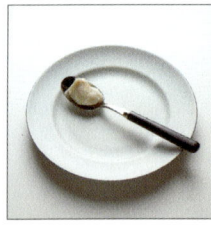

F	15
KH	0
E	0
W	0

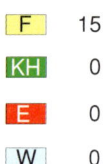 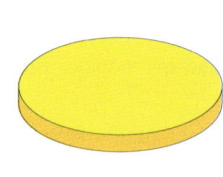 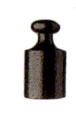 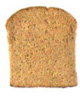

135 kcal   **0** BE

Fette

 viel Fett = ↑ kcal

 cholesterinfrei / reich an EUFS

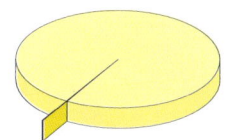

❶ verwenden Sie Speiseöle mit einem hohen
Gehalt an ungesättigten Fettsäuren z.B.
Sonnenblumenöl oder Olivenöl, die Sorte
wählen Sie nach Ihrem Geschmack
sparsam verwenden

TIP Dünsten, Garen in Folie, oder im Dampf-
drucktopf und Grillen gehören zu den fett-   **0 %**
armen Zubereitungsarten

---

 viel Fett = ↑ kcal

 cholesterinfrei / reich an MUFS

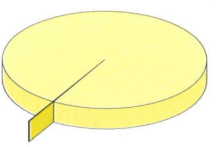

❶ Distelöl ist sehr reich an MUFS
verwenden Sie Speiseöle mit einem hohen
Gehalt an ungesättigten Fettsäuren z.B.
Sonnenblumenöl oder Olivenöl, die Sorte
wählen Sie nach Ihrem Geschmack
sparsam verwenden

TIP Dünsten, Garen in Folie, oder im Dampf-   **0 %**
drucktopf und Grillen gehören zu den fett-
armen Zubereitungsarten

---

 viel Fett = ↑ kcal
cholesterinreich / reich an gesättigten FS

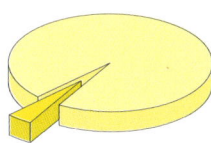

TIP Kohlgerichte sind genauso schmackhaft,
wenn sie mit wenig Pflanzenmargarine oder
wenig Öl zubereitet werden
feste Pflanzenfette wie Kokosfett und Palm-
kernfett wegen des hohen Anteils an gesättigten FS meiden

4 %

Wurstwaren

	Nährstoffe	kcal	BE

---

37 25 g Bauchspeck

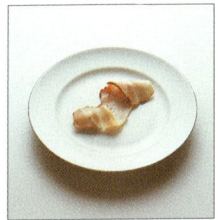

 F 16

KH 0

E 2

W 5

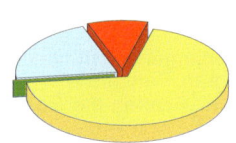

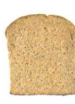

155 kcal **0** BE

---

38 25 g Bierschinken

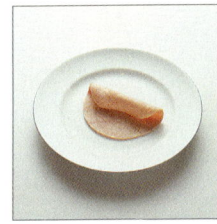

 F 3

KH 0

E 4

W 17

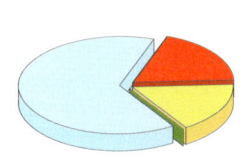

43 kcal **0** BE

---

39 25 g Blutwurst

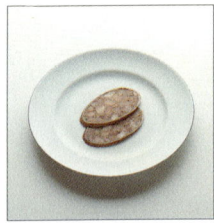

 F 7

KH 0

E 3

W 14

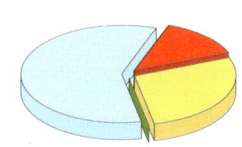

77 kcal **0** BE

---

40 20 g Corned Beef

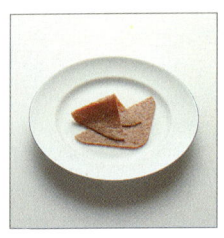

 F 1

KH 0

E 4

W 14

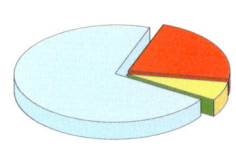

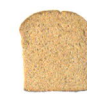

28 kcal **0** BE

Tips

 viel Fett = ↑ kcal
reich an gesättigten FS

 rohen Schinken oder wenig Öl verwenden

TIP kleine Mengen reichen aus, um Gerichten
einen herzhaften Geschmack zu verleihen

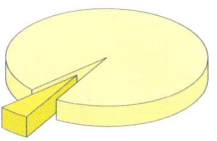

5 %

 enthält weniger Fett als andere Brühwurstsorten, durch hohen Schinkenanteil

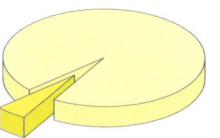

5 %

 viel Fett = ↑ kcal
reich an gesättigten FS

 Aufschnittsorten wählen, bei denen man
das ganze Stück Fleisch erkennen kann,
z.B. Kasslerbraten, rohen und gekochten
Schinken

TIP dünn schneiden, Klappbrote verzehren, unter
fettreicher Wurst auf Streichfett verzichten,
selten verzehren

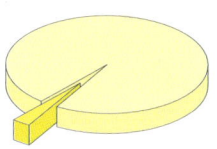

3 %

 wenig Fett = ↓ kcal

 Wurstsorten wie Corned Beef, bei denen
man Fleischstücke erkennen kann, sind meist
mager

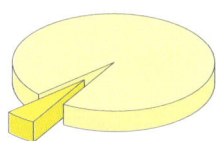

5 %

Wurstwaren

	Nährstoffe	kcal	BE

41 45 g Cabanossi

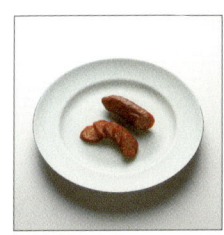

F	17
KH	0,1
E	10
W	15

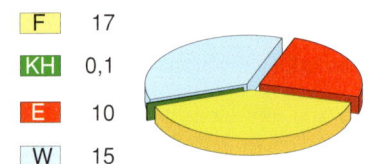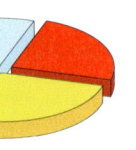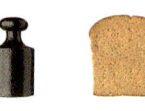

191 kcal   **0** BE

42 25 g Fleischwurst

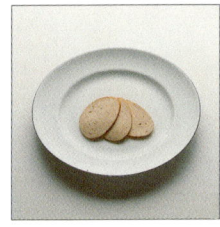

F	7
KH	0
E	3
W	14

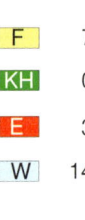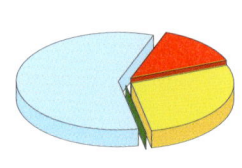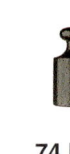

74 kcal   **0** BE

43 20 g Frühstücksspeck

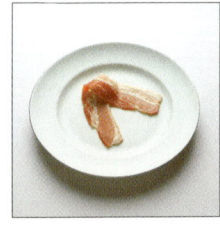

F	13
KH	0
E	2
W	4

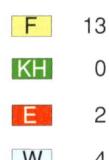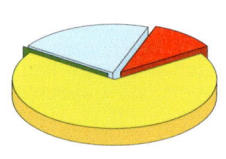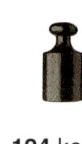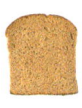

124 kcal   **0** BE

44 20 g Geflügel in Aspik

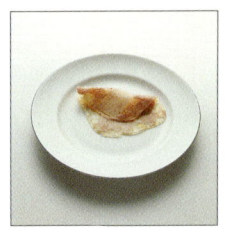

F	0,1
KH	0,2
E	3
W	16

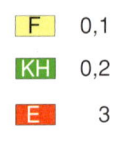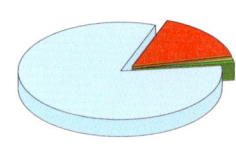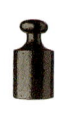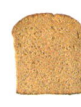

14 kcal   **0** BE

Wurstwaren

 viel Fett = ↑ kcal
cholesterinreich / reich an gesättigten FS

 alle Hartwurstsorten und Salami sind fettreich

TIP nur selten essen
in Eintöpfen die Wurst in Scheiben schneiden,
so benötigt man pro Person weniger Einlage,
und der Geschmack kann sich gut entfalten
Vorsicht bei Wurst, die „durch den Wolf gedreht" wurde

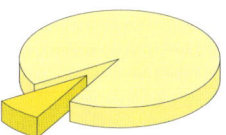

8 %

 viel Fett = ↑ kcal
reich an gesättigten FS

 Brühwürste sind fettreich
Bierschinken enthält nur halb soviel Fett
Geflügelwurst ist magerer

TIP selten verzehren, dünn schneiden , Klappbrote essen
Vorsicht bei Wurst, die „durch den Wolf gedreht" wurde

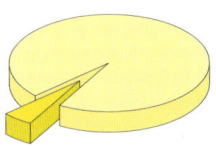

5 %

 viel Fett = ↑ kcal
reich an gesättigten FS

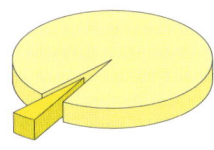

4 %

 wenig Fett = ↓ kcal
cholesterinreich

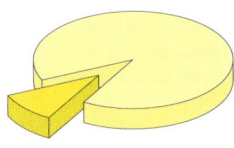

10 %

	Nährstoffe	kcal	BE

45 25 g Geflügelwurst

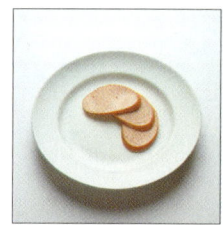

 F 5
 KH 0,1
E 5
W 14

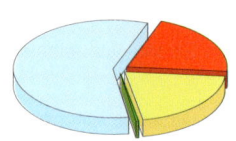

66 kcal **0** BE

46 25 g Jagdwurst

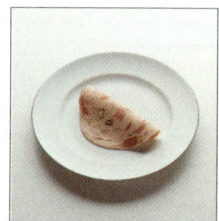

 F 5
KH 0
 E 4
W 16

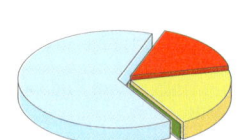

56 kcal **0** BE

47 25 g Kassler

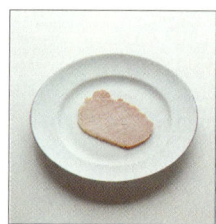

 F 3
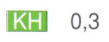 KH 0,3
 E 7
 W 15

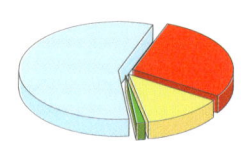

51 kcal **0** BE

48 40 g Leberwurst, fein

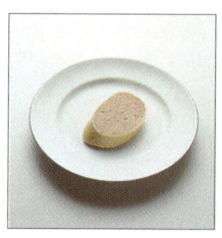

 F 14
KH 0
 E 5
 W 20

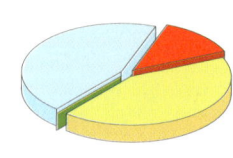

143 kcal **0** BE

Wurstwaren

 ist etwas magerer als normale Fleischwurst
vergleichbar sind andere Brühwurstsorten

TIP sparsam verwenden

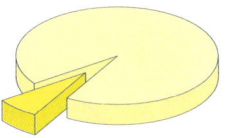

7 %

---

 vergleichbar sind andere Brühwurstsorten

TIP sparsam verwenden, dünn schneiden, Klappbrote essen

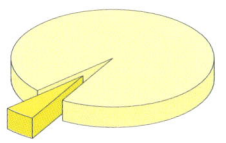

5 %

---

 wenig Fett = ↓ kcal

 vergleichbar ist Kochschinken

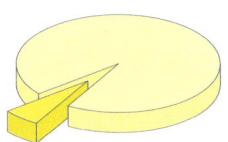

6 %

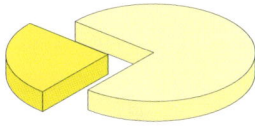 viel Fett = ↑ kcal
cholesterinreich / reich an gesättigten FS

 vergleichbar sind andere Streichwürste

TIP nur selten verzehren, auf Streichfett verzichten, dünn streichen und mit Gurken
belegen, Klappbrote essen
Vorsicht bei Wurst, die „durch den Wolf gedreht" wurde

25 %

Wurstwaren

	Nährstoffe	kcal	BE

49 40 g Leberwurst, grob

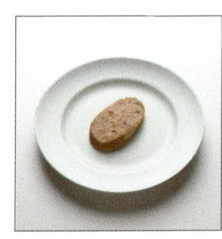

F	12
KH	0
E	6
W	21

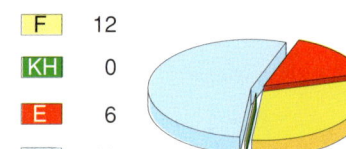 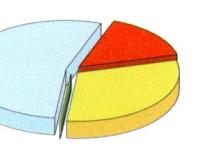 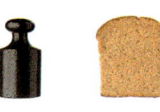

130 kcal   **0** BE

50 30 g Lyoner

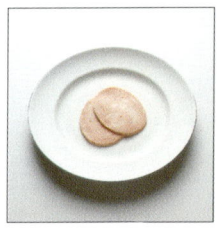

F	8
KH	0,1
E	4
W	17

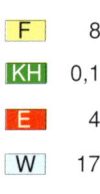 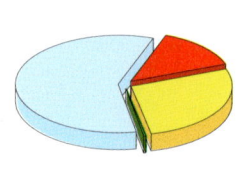 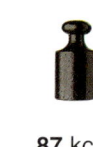 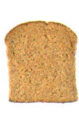

87 kcal   **0** BE

51 25 g Mortadella

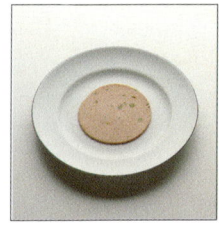

F	8
KH	0
E	3
W	13

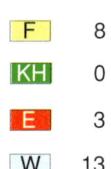 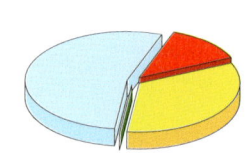 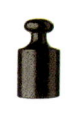 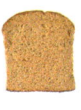

86 kcal   **0** BE

52 20 g Salami

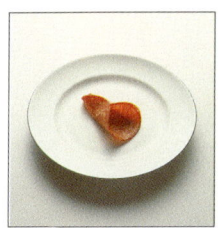

F	7
KH	0
E	4
W	8

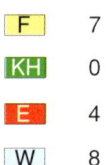 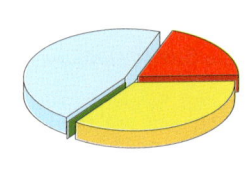 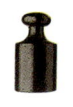 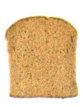

76 kcal   **0** BE

viel Fett = ↑ kcal
cholesterinreich / reich an gesättigten FS

 vergleichbar sind andere Streichwürste

TIP nur selten verzehren, auf Streichfett verzichten, dünn streichen und mit Gurken belegen, Klappbrote essen
Vorsicht bei Wurst, die „durch den Wolf gedreht" wurde

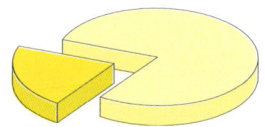

21 %

 viel Fett = ↑ kcal
reich an gesättigten FS

 vergleichbar sind andere Brühwürste, z.B. Mortadella, günstiger ist frischer Aufschnitt, z.B. Kasslerbraten

TIP nur selten verzehren, dünn schneiden, Klappbrote essen
Vorsicht bei Wurst, die „durch den Wolf gedreht" wurde

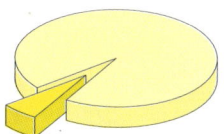

6 %

 viel Fett = ↑ kcal
reich an gesättigten FS

 vergleichbar sind andere Brühwürstsorten günstiger ist frischer Aufschnitt, z.B. Kasslerbraten

TIP nur selten verzehren, dünn schneiden, Klappbrote essen
Vorsicht bei Wurst, die „durch den Wolf gedreht" wurde

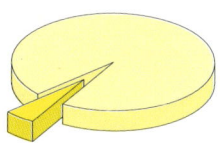

5 %

 viel Fett = ↑ kcal
reich an gesättigten FS

 günstiger ist frischer Aufschnitt bzw. Aufschnitt mit Aspik

TIP läßt sich hauchdünn schneiden, wählen Sie eine Salami, die kräftig im Geschmack ist
Vorsicht bei Wurst, die „durch den Wolf gedreht" wurde

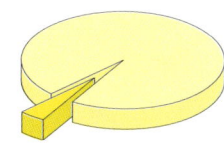

4 %

	Nährstoffe	kcal	BE

53 45 g Schinken, gekocht

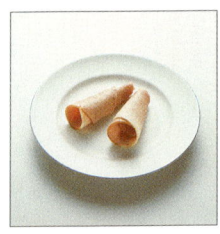

F	2
KH	0
E	11
W	28

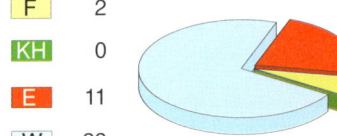 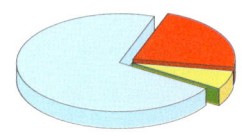

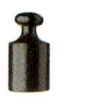 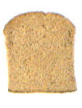

56 kcal **0** BE

54 20 g Schinken, roh

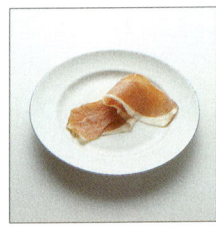 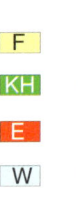

F	4
KH	0
E	7
W	9

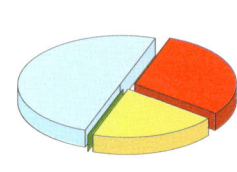

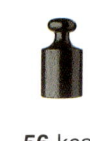 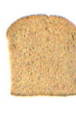

56 kcal **0** BE

55 40 g Streichmettwurst

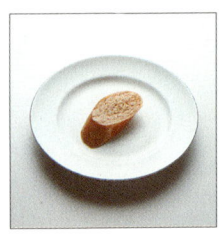 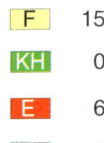

F	15
KH	0
E	6
W	15

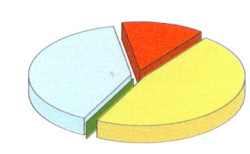 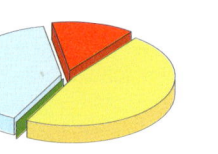

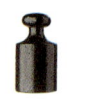 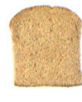

161 kcal **0** BE

56 30 g Zungenwurst

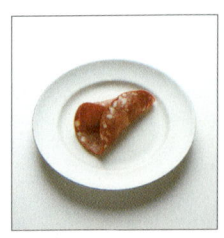 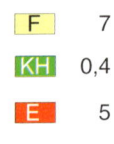

F	7
KH	0,4
E	5
W	17

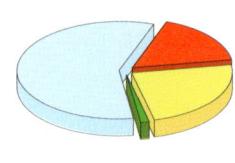

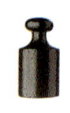 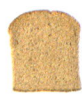

86 kcal **0** BE

wenig Fett = ↓ kcal

 vergleichbar ist Kassler oder Putenbrust-
aufschnitt

TIP sichtbaren Fettrand abschneiden
eignet sich gut für Aufläufe oder Pizza
Wurstsorten, bei denen man ein Stück Fleisch
erkennen kann, sind meist mager

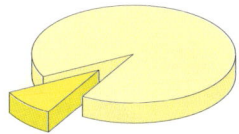

9 %

 wenig Fett = ↓ kcal

 noch fettärmer ist gekochter Schinken

TIP sichtbaren Fettrand abschneiden
als Ersatz für durchwachsenen Speck verwenden

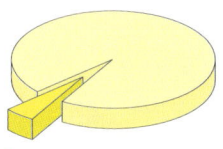

5 %

 viel Fett = ↑ kcal
cholesterinreich / reich an gesättigten FS

 günstiger ist frischer Aufschnitt bzw. Aufschnitt mit Aspik

TIP nur selten verzehren, auf Streichfett verzichten,
dünn streichen und z.B. mit Gurken belegen,
Klappbrote essen
Vorsicht bei Wurst, die „durch den Wolf gedreht" wurde

9 %

 viel Fett = ↑ kcal

TIP nur selten verzehren, Klappbrote essen

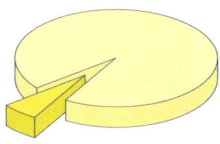

6 %

	Nährstoffe	kcal	BE

57 100 g Rostbratwurst (Schwein)

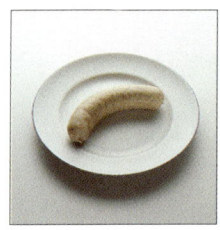

 F 17
KH 0,3
E 22
W 57

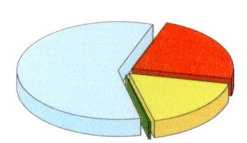

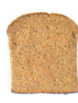

243 kcal   **0** BE

58 100 g Brüh-, Heißwurst

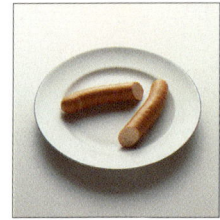

 F 19
 KH 0
E 17
W 62

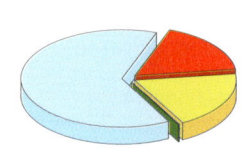

253 kcal   **0** BE

59 130 g Weißwurst

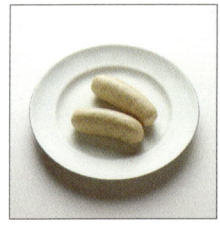

F 33
 KH 0,3
E 14
W 78

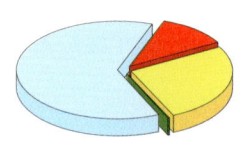

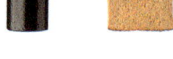

361 kcal   **0** BE

60 125 g Leberkäse

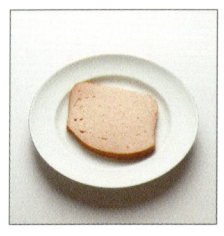

F 33
KH 0,6
E 20
W 65

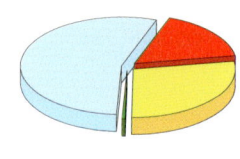

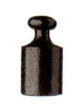

371 kcal   **0** BE

viel Fett = ↑ kcal
cholesterinreich
reich an gesättigten FS

 vergleichbar ist Bockwurst

TIP nur selten verzehren
zum Grillen lieber fettarmes Fleisch verwenden
Vorsicht bei Wurst, die „durch den Wolf gedreht" wurde

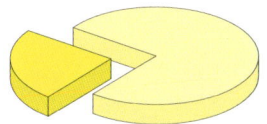

24 %

 viel Fett = ↑ kcal
cholesterinreich
reich an gesättigten FS

TIP nur selten verzehren
in Eintöpfen Würstchen in Stücke schneiden
und weniger verwenden
Vorsicht bei Wurst, die „durch den Wolf gedreht" wurde

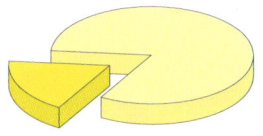

18 %

 viel Fett = ↑ kcal
cholesterinreich
reich an gesättigten FS

 In der Weißwurst verbirgt sich bereits die
Hälfte der empfohlenen täglichen Fettmenge
von etwa 70 g

TIP nur selten verzehren

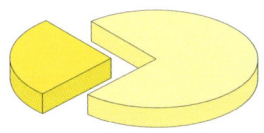

27 %

 viel Fett = ↑ kcal
cholesterinreich
reich an gesättigten FS

 In dem Leberkäse verbirgt sich bereits die
Hälfte der empfohlenen täglichen Fettmenge von etwa 70 g

TIP nur selten verzehren
Leberkäse ohne Spiegelei verzehren

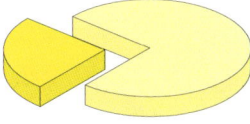

25 %

Fleisch

| | Nährstoffe | kcal | BE |

61 100 g Hackfleisch (halb & halb)

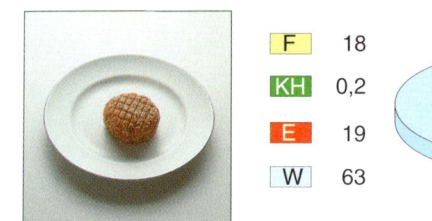

F 18
KH 0,2
E 19
W 63

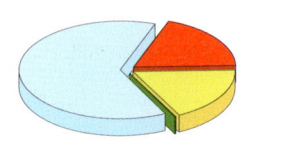

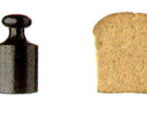

230 kcal　**0** BE

62 150 g (180 g) Kassler (Schwein)

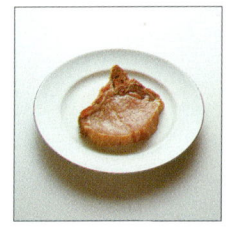

F 11
KH 0
E 32
W 108

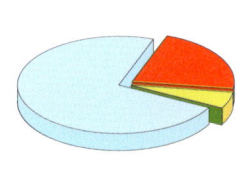 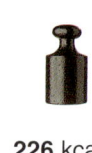 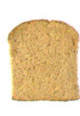

226 kcal　**0** BE

63 150 g (180 g) Kotelett (Schwein)

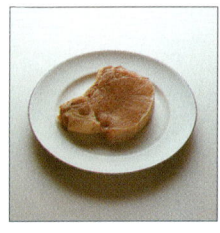

F 8
KH 0
E 32
W 104

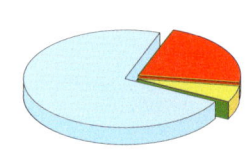 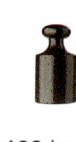 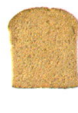

198 kcal　**0** BE

64 150 g Schnitzel (Schwein)

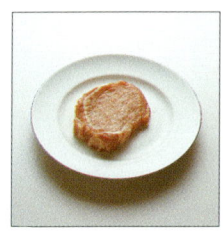

F 3
KH 0
E 32
W 112

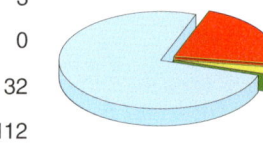 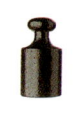 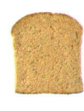

159 kcal　**0** BE

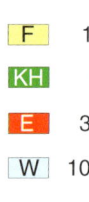
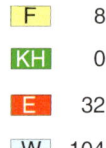
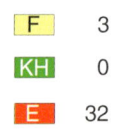

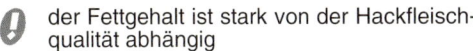

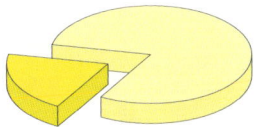

❶ der Fettgehalt ist stark von der Hackfleisch-
qualität abhängig

TIP bei vielen Gerichten kommt man mit einer
kleinen Hackfleischmenge aus, z.B. Reis-
pfannen, Nudelsoßen, Aufläufen, gefüllte
Gemüse

20 %

👎 viel Fett = ↑ kcal
cholesterinreich
reich an gesättigten FS

TIP Kassler auf Sauerkraut garen, das spart Fett

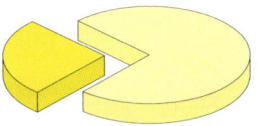

26 %

👎 viel Fett = ↑ kcal
cholesterinreich
reich an gesättigten FS

❶ Nackenkotelett enthält wesentlich mehr Fett
und Cholesterin als Lummerkotelett

TIP das Braten in einer beschichteten Pfanne
spart Zubereitungsfett, auf eine Panade
verzichten, denn sie saugt beim Braten Fett
auf

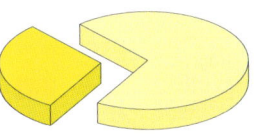

30 %

---

 wenig Fett = ↓ kcal

❶ vergleichbar ist Putenschnitzel

TIP das Braten in einer beschichteten Pfanne
spart Zubereitungsfett, auf eine Panade
verzichten, denn sie saugt beim Braten Fett
auf
wenig in Streifen geschnittenes Fleisch für
Pfannengerichte verwenden

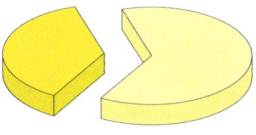

35 %

Fleisch

	Nährstoffe	kcal	BE

65 150 g Bauch (Schwein)

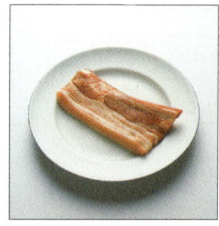

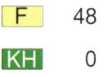 F 48
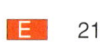 KH 0
E 21
W 80

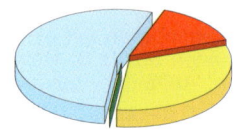

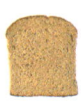

516 kcal   **0** BE

66 150 g Eisbein (Schwein)

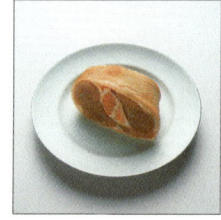

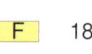 F 18
 KH 0
 E 28
W 102

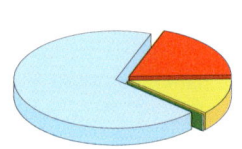

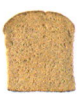

279 kcal   **0** BE

67 150 g Filet (Schwein)

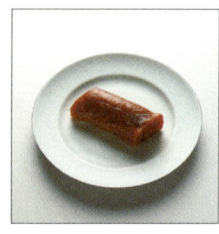

 F 4
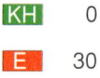 KH 0
 E 30
W 101

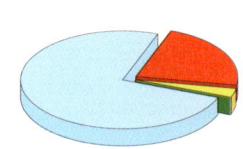

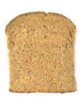

158 kcal   **0** BE

68 125 g Filet (Rind)

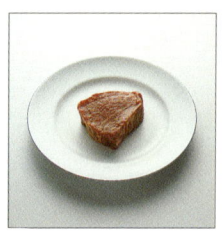

F 5
KH 0
E 27
W 94

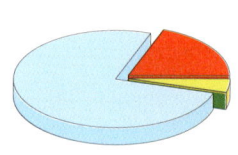

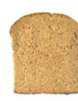

151 kcal   **0** BE

viel Fett = ↑ kcal
cholesterinreich
reich an gesättigten FS

TIP nur selten verzehren, zum Grillen Schnitzel
oder Lummerkottlett bevorzugen

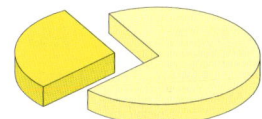

29 %

 viel Fett = ↑ kcal
cholesterinreich

TIP nur selten verzehren

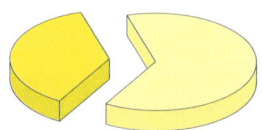

34 %

 wenig Fett = ↓ kcal

0 ist zwar mager, aber enthält ähnlich viel
Cholesterin wie fette Fleischsorten

TIP das Braten in einer beschichteten Pfanne
spart Zubereitungsfett

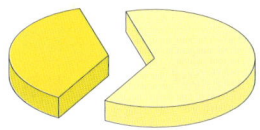

35 %

 wenig Fett = ↓ kcal

0 ist zwar mager, aber enthält ähnlich viel
Cholesterin wie fette Fleischsorten

TIP das Braten in einer beschichteten Pfanne
spart Zubereitungsfett

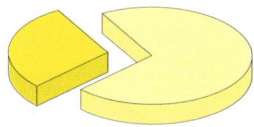

29 %

	Nährstoffe	kcal	BE

69 150 g Goulaschfleisch (Rind)

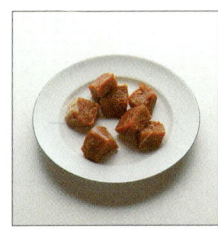

F	12
KH	0
E	31
W	105

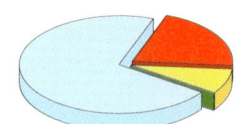

233 kcal **0** BE

70 125 g Leber (Rind)

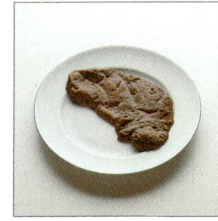

F	3
KH	2
E	25
W	89

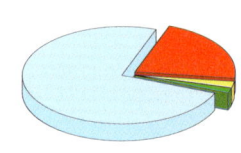

151 kcal **0** BE

71 150 g Rouladenfleisch (Rind)

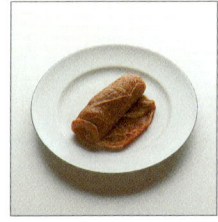

F	7
KH	0
E	29
W	113

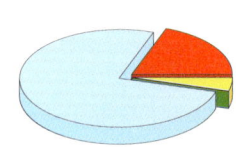

182 kcal **0** BE

72 150 g Roastbeef (Rind)

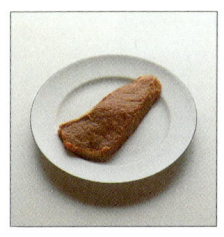

F	7
KH	0
E	34
W	108

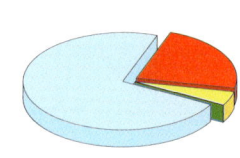

195 kcal **0** BE

Tips

TIP bei Goulasch viel Paprika, Zwiebeln und
Pilze verwenden, das spart Fleisch

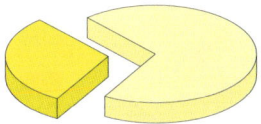

30 %

 wenig Fett = ↓ kcal
cholesterinreich

TIP wegen des hohen Cholesteringehaltes
sollte auf Leber weitestgehend verzichtet
werden

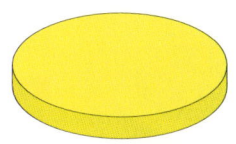

148 %

TIP mit Gemüse füllen, auf Speck verzichten,
in einer beschichteten Pfanne mit wenig
Fett zubereiten

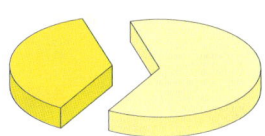

35 %

 wenig Fett = ↓ kcal

TIP eignet sich auch als Brotbelag

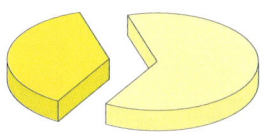

35 %

Fleisch

	Nährstoffe	kcal	BE

73 150 g (190 g) Suppenfleisch (Hohe Rippe, Rind)

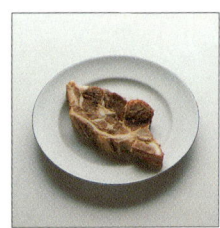

F	12
KH	0
E	31
W	105

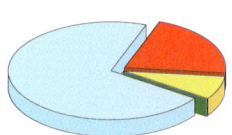 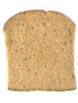

232 kcal   **0** BE

74 150 g Kaninchenfleisch

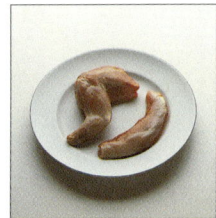

F	11
KH	0
E	31
W	104

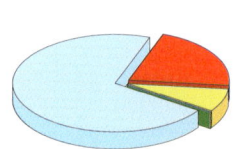 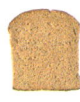

228 kcal   **0** BE

75 150 g Hase

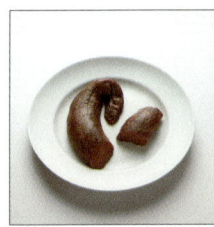

F	5
KH	0
E	32
W	110

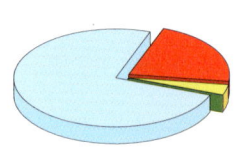 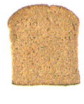

170 kcal   **0** BE

76 150 g (180 g) Lammkotelett

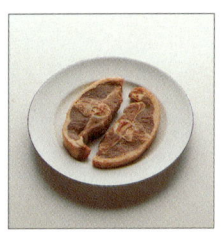

F	48
KH	0
E	22
W	78

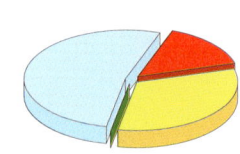 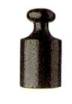

522 kcal   **0** BE

Tips

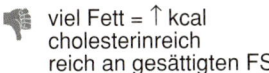 viel Fett = ↑ kcal
cholesterinreich
reich an gesättigten FS

TIP nur ein kleines Stück, aber viel Gemüse verwenden
Knochen auskochen

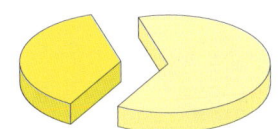

34 %

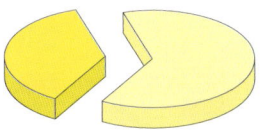

35 %

 wenig Fett = ↓ kcal

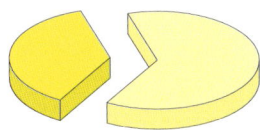

33 %

 viel Fett = ↑ kcal
reich an gesättigten FS

 Lammfilet und -keule haben einen vergleich-
baren Cholesteringehalt

TIP selten verzehren, Lammfilet bevorzugen, es
enthält nur 5g Fett

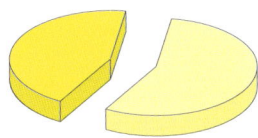

43 %

Fleisch

	Nährstoffe	kcal	BE

77 150 g Lammfilet

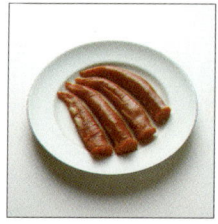

 F   5

 KH   0

E   31

W   113

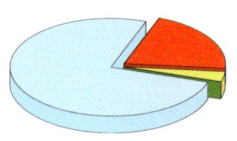

168 kcal   **0** BE

78 200 g Lammkeule

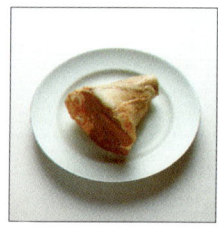

 F   36

 KH   0

E   36

W   128

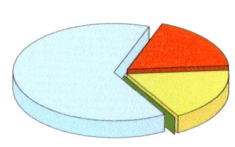

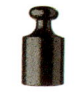

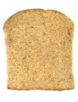

468 kcal   **0** BE

wenig Fett = ↓ kcal

0 Lammfilet und -kotelett haben einen vergleich-
baren Cholesteringehalt

TIP das Braten in einer beschichteten Pfanne
spart Zubereitungsfett

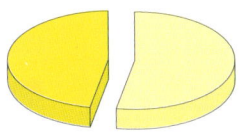

33 %

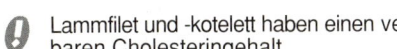 viel Fett = ↑ kcal

0 Lammfilet und -kotelett haben einen vergleich-
baren Cholesteringehalt

TIP selten verzehren, Lammfilet bevorzugen, es
enthält nur 5g Fett

47 %

Fleisch

Geflügel

	Nährstoffe	kcal	BE

79 150 g Ente

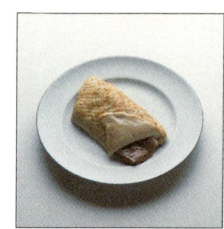

F	26
KH	0
E	27
W	96

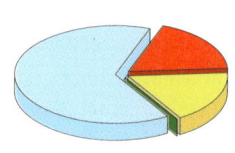

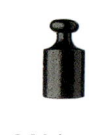 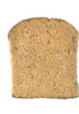

341 kcal   **0** BE

80 150 g Putenschnitzel (Brust)

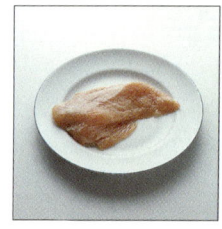

F	2
KH	0
E	36
W	111

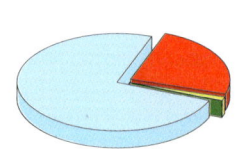

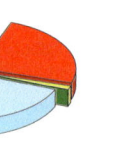 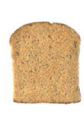

158 kcal   **0** BE

81 140 g (200 g) Hähnchenkeule

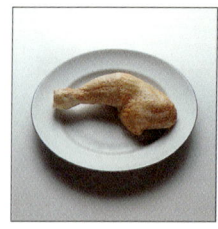

F	16
KH	0
E	25
W	98

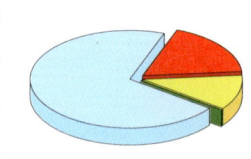

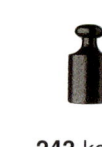 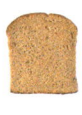

243 kcal   **0** BE

82 175 g Hähnchenbrust

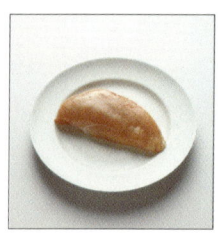

F	2
KH	0
E	40
W	132

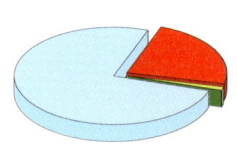

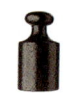 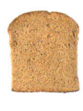

175 kcal   **0** BE

Geflügel

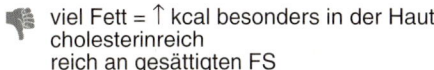 viel Fett = ↑ kcal besonders in der Haut
cholesterinreich
reich an gesättigten FS

 Flugenten sind magerer als Mastenten

TIP nur selten verzehren, magere Geflügel-
sorten, wie Putenschnitzel und Hähnchenbrust, bevorzugen
erst Löcher in die Haut stechen und dann
grillen, so kann ein Teil des schmelzenden
Fettes abtropfen

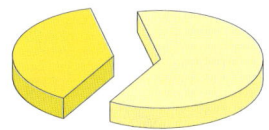

38 %

 wenig Fett = ↓ kcal

 ausgeglichenes FS-Verhältnis

TIP das Braten in einer beschichteten Pfanne
spart Zubereitungsfett, nicht panieren, da
die Panade Fett aufsaugt

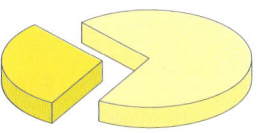

30 %

 viel Fett = ↑ kcal
cholesterinreich
reich an gesättigten FS

 das Fett steckt in der Haut

TIP die Haut nicht mitverzehren,nur selten essen,
Hähnchenbrust bevorzugen oder
erst Löcher in die Haut stechen und dann
grillen, so kann ein Teil des schmelzenden
Fettes abtropfen

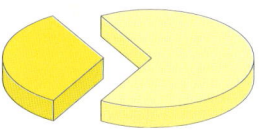

34 %

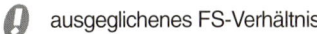 wenig Fett = ↓ kcal

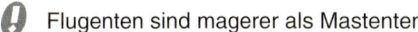 ausgeglichenes FS-Verhältnis

TIP das Braten in einer beschichteten Pfanne
spart Zubereitungsfett, nicht panieren, da
die Panade Fett aufsaugt

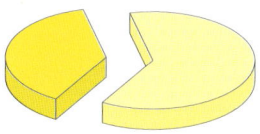

39 %

Nährstoffe   kcal   BE

83   65 g Hühnerei

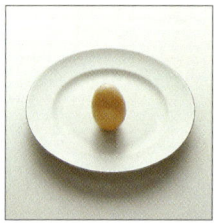

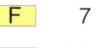 F   7

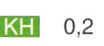 KH   0,2

 E   8

W   48

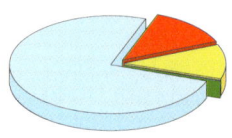

100 kcal   **0** BE

84   40 g Spiegelei (M) und 5 g Fett

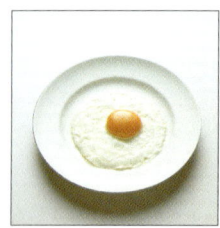

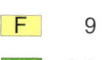 F   9

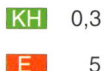 KH   0,3

 E   5

W   30

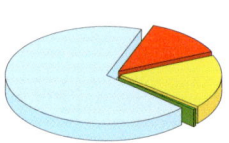

98 kcal   **0** BE

cholesterinreich

 ein Ei deckt bereits den Tagesbedarf an Cholesterin

TIP nur selten verzehren, versteckten Eiergehalt von Nudeln, Kuchen u.s.w. mitberücksichtigen, lassen Sie sich am Sonntagmorgen Ihr Frühstücksei schmecken und essen Sie stattdessen weniger Eiergerichte (Eiernudeln, Pfannkuchen, Backwaren, Aufläufe) in der Woche

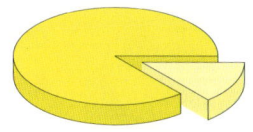

86 %

 viel Fett = ↑ kcal
cholesterinreich

 enthält zusätzlich Fett durch die Zubereitung

TIP nur selten verzehren, ansonsten in einer beschichteten Pfanne zubereiten

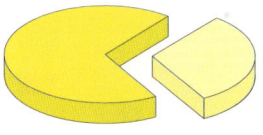

68 %

Geflügel

Fisch

	Nährstoffe	kcal	BE

85   250 g (280 g) Forelle

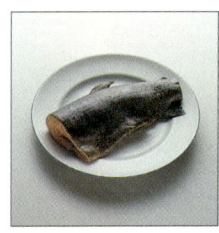

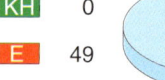

F	7
KH	0
E	49
W	191

256 kcal   **0** BE

86   200 g (220 g) Karpfen

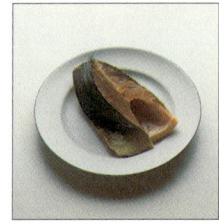

 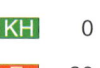

F	10
KH	0
E	36
W	152

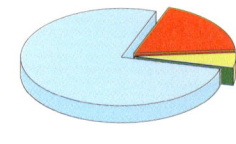

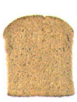

230 kcal   **0** BE

87   200 g (220 g) Lachs

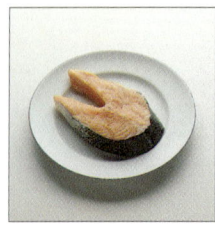

F	27
KH	0
E	40
W	131

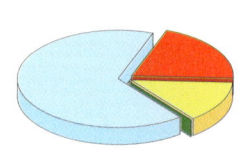

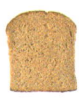

404 kcal   **0** BE

88   200 g Rotbarsch

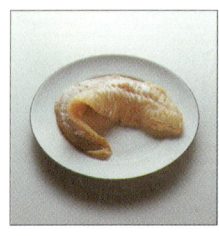

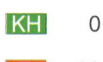

F	7
KH	0
E	36
W	154

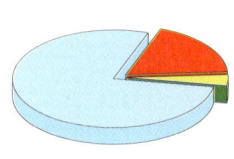

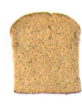

210 kcal   **0** BE

Tips

 wenig Fett = ↓ kcal

TIP gekochter Fisch (Forelle Blau) ist fettärmer als gebratener Fisch (Forelle Müllerin)

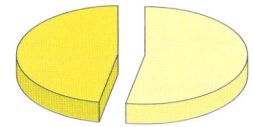

47 %

 wenig Fett = ↓ kcal

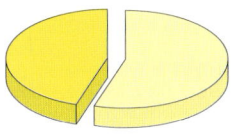

45 %

 reich an MUFS
viel Fett = ↑ kcal

 reich an ω3-FS

TIP eine Fischmahlzeit pro Woche ist empfehlenswert

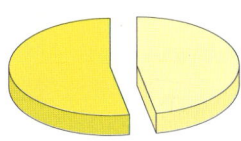

53 %

 reich an MUFS
wenig Fett = ↓ kcal

TIP nicht panieren, da die Panade Fett aufsaugt, in einer beschichteten Pfanne braten, eignet sich auch für Fischauflauf Dünsten, Garen in Folie sowie Grillen gehören zu den fettarmen Zubereitungsarten

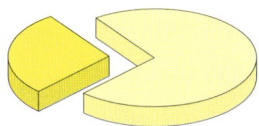

28 %

Fisch

	Nährstoffe	kcal	BE

89 200 g Kabeljau/Dorsch

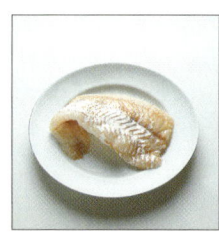

 F 0,8

KH 0

E 35

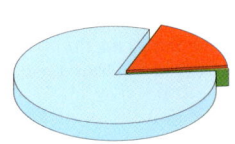 W 162

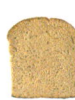 **153** kcal **0** BE

---

90 200 g (250 g) Scholle

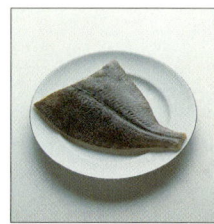

 F 4

KH 0

E 34

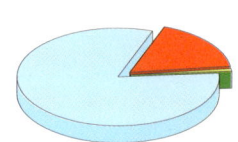 W 161

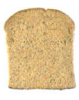 **166** kcal **0** BE

---

91 200 g Seelachs

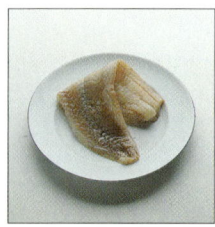

F 2

KH 0

E 36

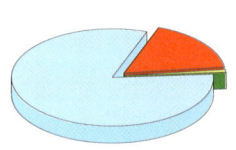 W 160

 160 kcal **0** BE

---

92 200 g Zander

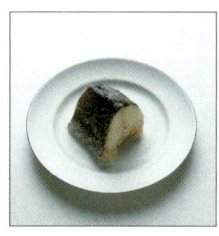

F 1

KH 0

E 38

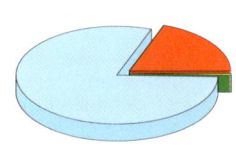 W 157

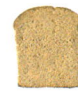 **166** kcal **0** BE

wenig Fett = ↓ kcal

TIP nicht panieren, da die Panade Fett aufsaugt, in einer beschichteten Pfanne braten, eignet sich auch für Fischauflauf Dünsten, Garen in Folie sowie Grillen gehören zu den fettarmen Zubereitungsarten

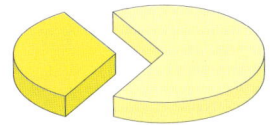

33 %

 wenig Fett = ↓ kcal

TIP nicht panieren, da die Panade Fett aufsaugt, in einer beschichteten Pfanne braten

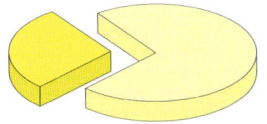

28 %

 wenig Fett = ↓ kcal
reich an MUFS

TIP nicht panieren, da die Panade Fett aufsaugt, in einer beschichteten Pfanne braten, dün-sten, eignet sich auch für Fischauflauf

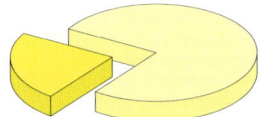

23 %

 wenig Fett = ↓ kcal
reich an MUFS

 vergleichbar ist Kabeljau

TIP Dünsten, Garen in Folie sowie Grillen gehören zu den fettarmen Zubereitungsarten

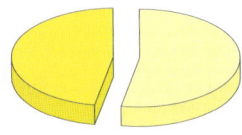

47 %

Fisch

	Nährstoffe	kcal	BE

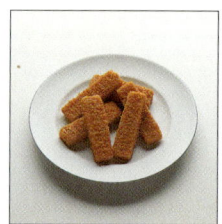

F	17
KH	31
E	24
W	103

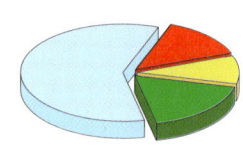 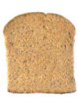

378 kcal   **2,5** BE

94   15 g Auster

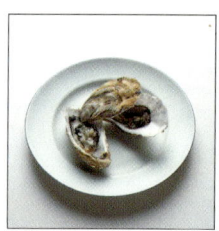

F	0,2
KH	0,6
E	2
W	13

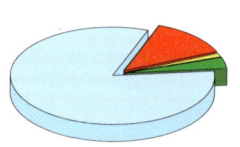

10 kcal   **0** BE

95   100 g Miesmuscheln, ausgelöst

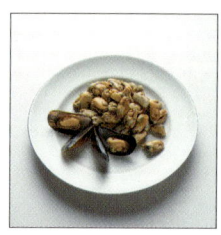

F	1
KH	0
E	10
W	83

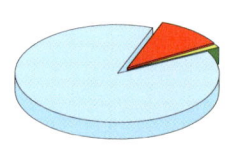

51 kcal   **0** BE

Tips

 viel Fett = ↑ kcal

 günstiger ist Seelachs natur

TIP im Backofen ohne Fettzugabe backen

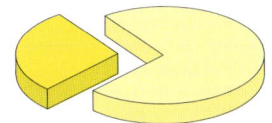

28 %

 wenig Fett = ↓ kcal
reich an gesättigten FS

 Krusten- und Schalentiere enthalten viel Cholesterin, in dieser Menge unbedenklich

TIP nur selten verzehren

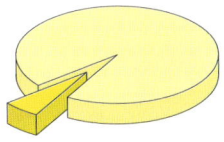

6 %

 wenig Fett = ↓ kcal
cholesterinreich
reich an gesättigten FS

TIP eine kleine Menge reicht oft aus, da man
durch das Puhlen lange mit dem Essen
beschäftigt ist

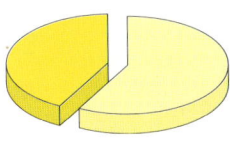

42 %

Fisch

	Nährstoffe	kcal	BE

96   50 g Garnelen

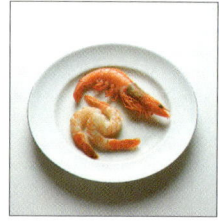

F	0,7
KH	0
E	9
W	39

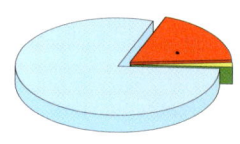

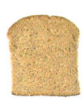

44 kcal   **0** BE

97   50 g Krabben

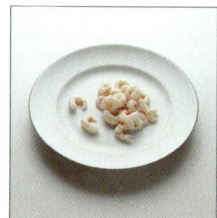

F	1
KH	1
E	9
W	38

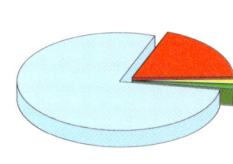

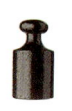 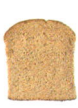

47 kcal   **0** BE

98   50 g Hummer, ausgelöst

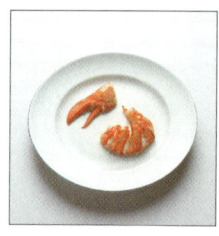

F	1
KH	0
E	8
W	40

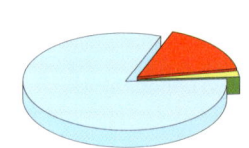

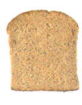

40 kcal   **0** BE

99   125 g Brathering

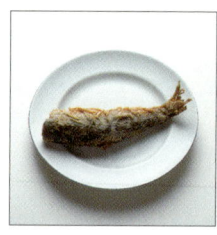

F	19
KH	0
E	21
W	78

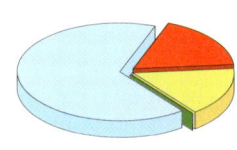

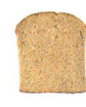

270 kcal   **0** BE

Tips   Cholesterin

 wenig Fett = ↓ kcal

 Krusten- und Schalentiere enthalten viel Cholesterin

TIP nur in kleine Mengen z.B. für Salat verwenden

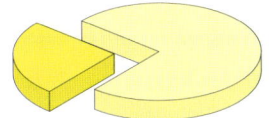

25 %

 wenig Fett = ↓ kcal
reich an MUFS

 Krusten- und Schalentiere enthalten viel Cholesterin

TIP nur in kleine Mengen z.B. für Salat verwenden

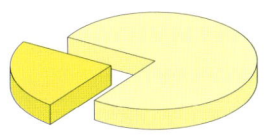

23 %

 wenig Fett = ↓ kcal

 Krusten- und Schalentiere enthalten viel Cholesterin

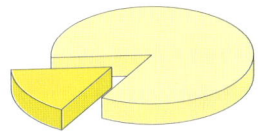

16 %

 reich an MUFS

 viel Fett = ↑ kcal

 Hering ist reich an ω3-FS

TIP nur ab und zu verzehren

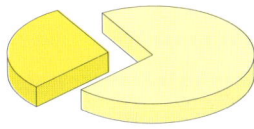

29 %

Fisch

	Nährstoffe	kcal	BE

100   90 g Bismarckhering

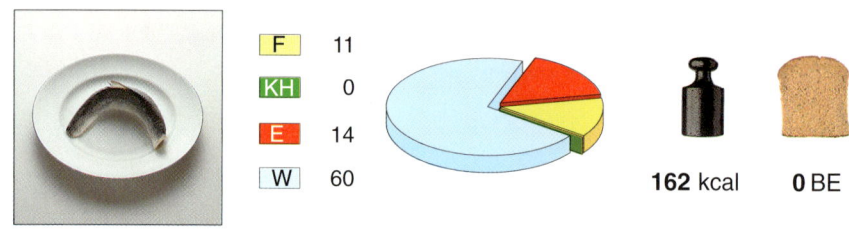

F	11
KH	0
E	14
W	60

162 kcal   **0** BE

101   90 g Matjeshering

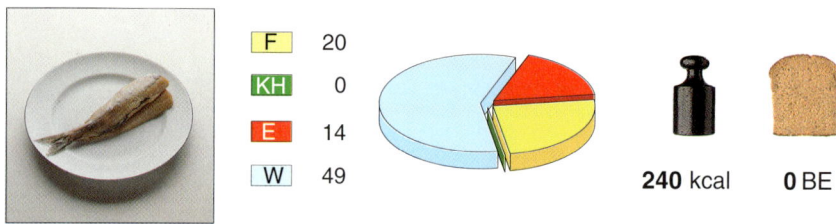

F	20
KH	0
E	14
W	49

240 kcal   **0** BE

102   100 g Heringsfilet (Tomatensauce)

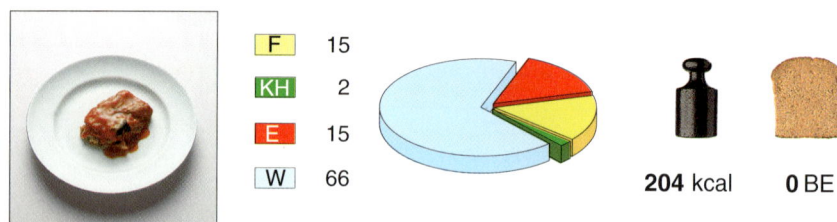

F	15
KH	2
E	15
W	66

204 kcal   **0** BE

103   100 g Aal, geräuchert

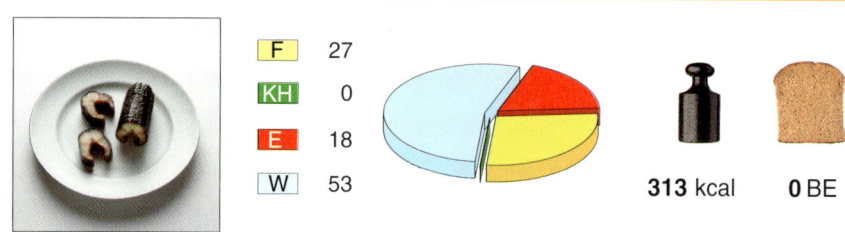

F	27
KH	0
E	18
W	53

313 kcal   **0** BE

Tips   Cholesterin

 reich an MUFS

 viel Fett = ↑ kcal

 reich an ω3-FS

TIP nur ab und zu verzehren

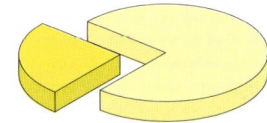

25 %

 reich an MUFS

 viel Fett = ↑ kcal

 reich an ω3-FS

TIP nur ab und zu verzehren

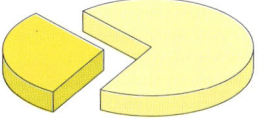

30 %

 reich an MUFS

 viel Fett = ↑ kcal

 reich an ω3-FS

TIP nur ab und zu verzehren

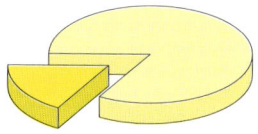

17 %

 viel Fett = ↑ kcal
cholesterinreich
reich an gesättigten FS

 Räucherfisch ist fettreich

TIP selten verzehren

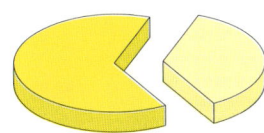

60 %

Fisch

	Nährstoffe	kcal	BE

104 150 g Bückling, geräuchert

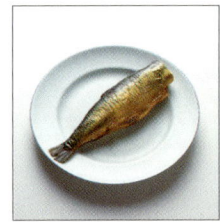

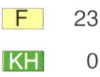 F   23

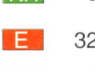 KH   0

E   32

W   93

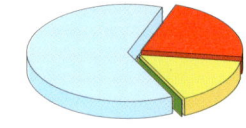

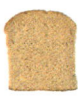

336 kcal   **0** BE

105 140 g Heilbutt, geräuchert

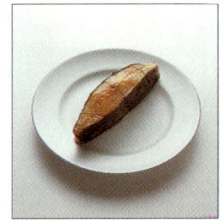

 F   24

 KH   0

 E   24

W   90

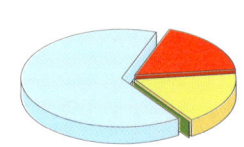

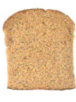

312 kcal   **0** BE

106 30 g Lachs, geräuchert

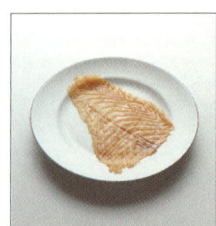

F   2

KH   0

E   6

W   22

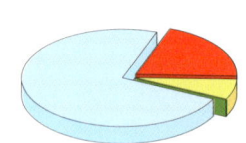

42 kcal   **0** BE

107 100 g Makrele, geräuchert

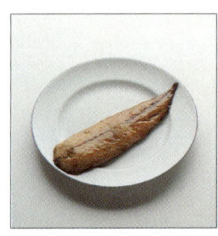

F   16

KH   0

E   21

W   62

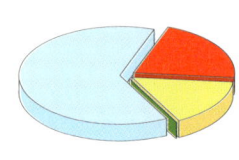

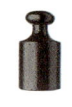

222 kcal   **0** BE

Tips

 reich an MUFS

 viel Fett = ↑ kcal
cholesterinreich

 Räucherfisch ist fettreich

TIP selten verzehren

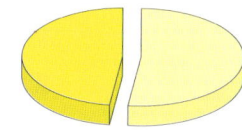

48 %

 reich an MUFS

 viel Fett = ↑ kcal

 frischer Heilbutt enthält 2g Fett

TIP frischen Heilbutt bevorzugen

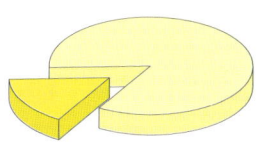

16 %

 reich an MUFS

 viel Fett = ↑ kcal

 reich an ω3-FS

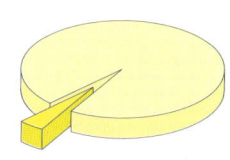

4 %

 viel Fett = ↑ kcal

 reich an ω3-FS

TIP selten verzehren

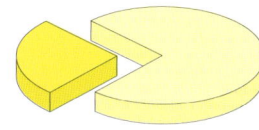

26 %

Fisch

	Nährstoffe	kcal	BE

108 25 g Sardinen

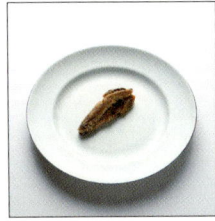

F 4
KH 0
E 6
W 14

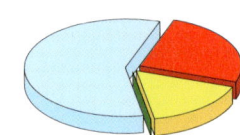

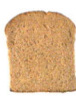

56 kcal   **0** BE

---

109 100 g Schillerlocken

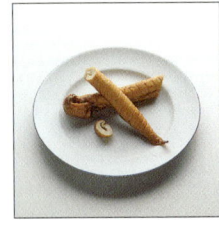

F 9
KH 0
E 19
W 72

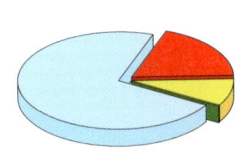

 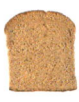

154 kcal   **0** BE

---

110 75 g Thunfisch (in Öl)

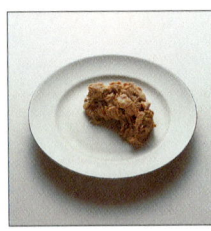

F 16
KH 0
E 18
W 39

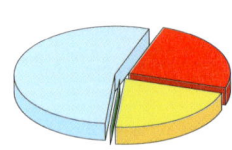

212 kcal   **0** BE

viel Fett = ↑ kcal

TIP wird meist nur in sehr kleinen Mengen verzehrt, da extrem salzhaltig

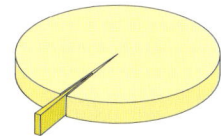

1 %

 viel Fett = ↑ kcal
reich an gesättigten FS

 Räucherfisch ist fettreich

TIP selten verzehren

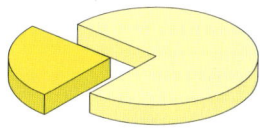

25 %

 viel Fett = ↑ kcal
reich an gesättigten FS

 Thunfisch in Wasser enthält weniger Fett

TIP selten verzehren

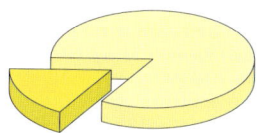

17 %

Gemüse

	Nährstoffe	kcal	BE

111 200 g Blumenkohl, gekocht

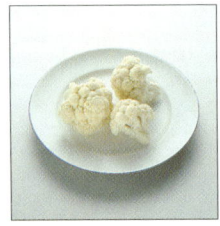

F	0,4
KH	5
E	5
W	186

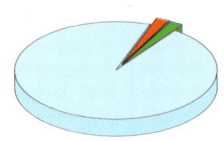

36 kcal   **0** BE

112 200 g Broccoli, gekocht

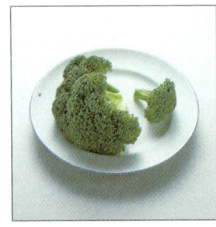

F	0,4
KH	4
E	6
W	179

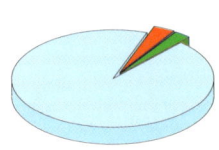

44 kcal   **0** BE

113 150 g Rosenkohl, gekocht

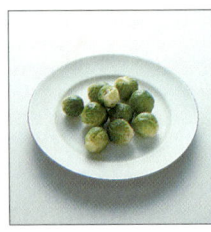

F	0,8
KH	4
E	6
W	132

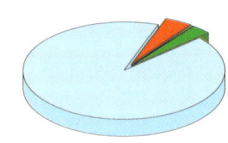

47 kcal   **0** BE

114 150 g Erbsen, gekocht

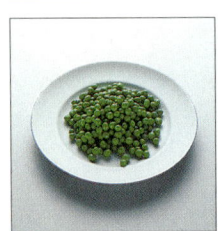

F	0,8
KH	16
E	8
W	122

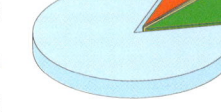
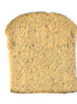

102 kcal   **0** BE

Gemüse

 wichtige Schutzstoffe

 alle Gemüsesorten sind ideal, essen Sie reichlich davon

TIP genießen Sie den natürlichen Geschmack des Gemüses, meiden Sie fettige Mehlsoßen

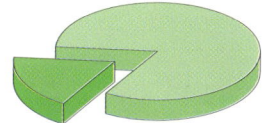

18 %

 wichtige Schutzstoffe

 alle Gemüsesorten sind ideal, essen Sie reichlich davon

TIP genießen Sie den natürlichen Geschmack des Gemüses, meiden Sie fettige Mehlsoßen

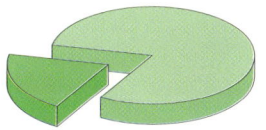

20 %

 wichtige Schutzstoffe

 alle Gemüsesorten sind ideal, essen Sie reichlich davon

TIP genießen Sie den natürlichen Geschmack des Gemüses, meiden Sie fettige Mehlsoßen

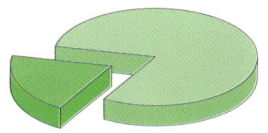

20 %

 wichtige Schutzstoffe
ballaststoffreich

 alle Gemüsesorten sind ideal, essen Sie reichlich davon

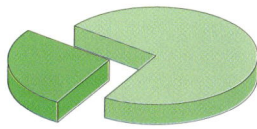

26 %

Gemüse

		Nährstoffe	kcal	BE

115 150 g Erbsen (Konserve)

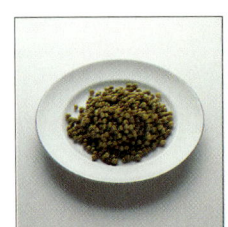

F	0,6
KH	13
E	5
W	126

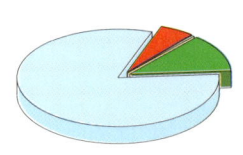 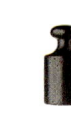 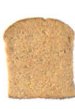

79 kcal   **0** BE

116 150 g Möhren (Konserve)

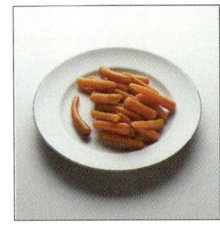

F	0,5
KH	5
E	1
W	137

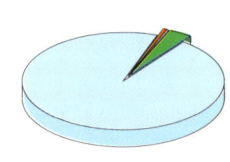 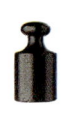 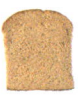

30 kcal   **0** BE

117 150 g Erbsen + Möhren (Konserve)

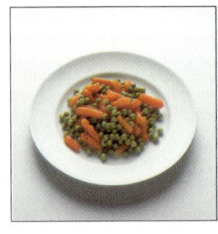

F	0,6
KH	10
E	4
W	128

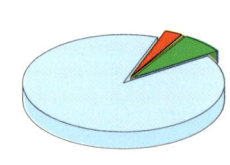 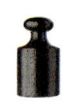 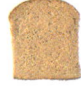

72 kcal   **0** BE

118 150 g Möhren

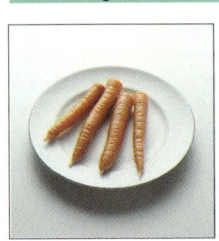

F	0,3
KH	7
E	2
W	132

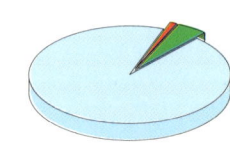 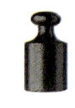 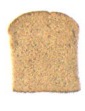

38 kcal   **0** BE

Tips   **Ballaststoffe**

Gemüse

frisches Gemüse enthält viel Vitamine und
Ballaststoffe

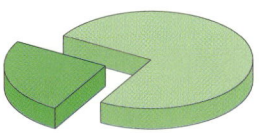

25 %

frisches Gemüse enthält viel Vitamine und
Ballaststoffe

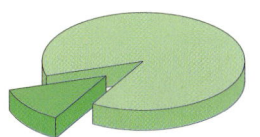

12 %

frisches Gemüse enthält viel Vitamine und
Ballaststoffe

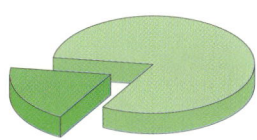

19 %

 wichtige Schutzstoffe

 alle Gemüsesorten sind ideal, essen Sie
reichlich davon

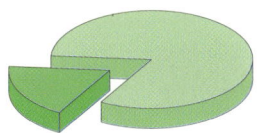

18 %

111

Gemüse

	Nährstoffe	kcal	BE

119   200 g Spargel, gekocht

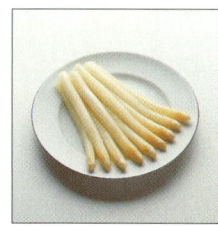

F	0,2
KH	2
E	3
W	190

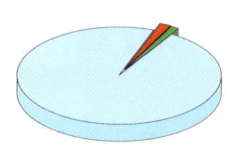 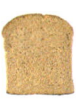

26 kcal   **0** BE

120   150 g Bohnen, gekocht

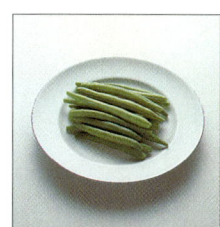

F	0,4
KH	5
E	4
W	133

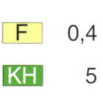 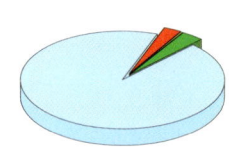 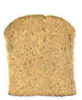

38 kcal   **0** BE

121   150 g Spinat, gekocht

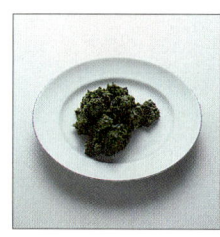

F	0,5
KH	1
E	3
W	141

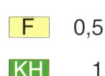   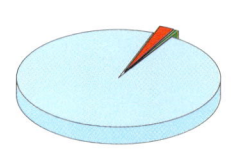

18 kcal   **0** BE

122   150 g Grünkohl, gekocht

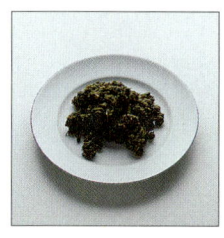

F	1
KH	2
E	5
W	133

   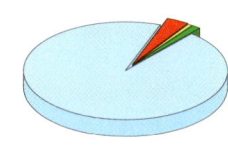

43 kcal   **0** BE

Gemüse

 wichtige Schutzstoffe

 alle Gemüsesorten sind ideal, essen Sie reichlich davon

TIP nehmen Sie nur wenig zerlassene Butter zum Spargel, Sauce-Hollandaise enthält viel Fett und Cholesterin

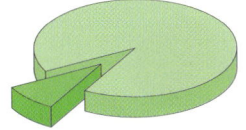

9 %

 wichtige Schutzstoffe
ballaststoffreich

 alle Gemüsesorten sind ideal, essen Sie reichlich davon

TIP Hülsenfrüchte verdienen einen regelmäßígen Platz auf dem Speiseplan

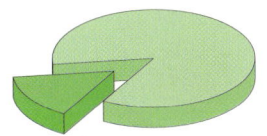

15 %

 wichtige Schutzstoffe

 alle Gemüsesorten sind ideal, essen Sie reichlich davon

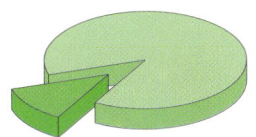

12 %

 wichtige Schutzstoffe

 Achtung, die Fette sind in der Kohlwurst versteckt

 alle Gemüsesorten sind ideal, essen Sie reichlich davon

TIP auf fettarme Zubereitung der Bratkartoffeln achten

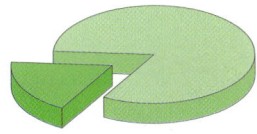

18 %

Gemüse

	Nährstoffe	kcal	BE

123 150 g Rotkohl (Konserve)

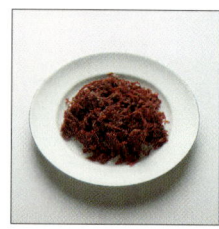

F	0,2
KH	7
E	2
W	136

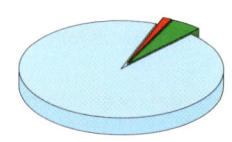

36 kcal **0** BE

124 150 g Sauerkraut (Konserve)

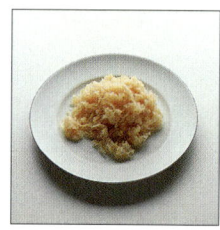

F	0,3
KH	2
E	1
W	141

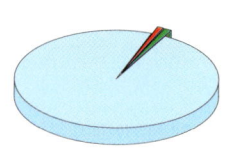

15 kcal **0** BE

125 150 g (180 g) Kohlrabi

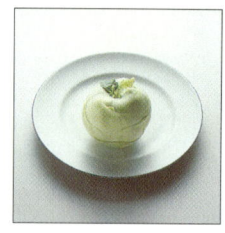

F	0,2
KH	6
E	3
W	137

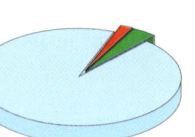

36 kcal **0** BE

126 100 g Weißkohl

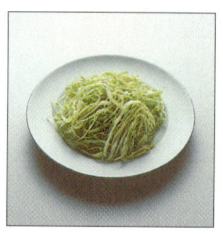

F	0,2
KH	4
E	1
W	92

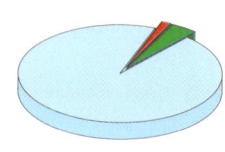

25 kcal **0** BE

Tips

 wichtige Schutzstoffe

 alle Gemüsesorten sind ideal, essen Sie reichlich davon

TIP Kohl muß nicht glänzen, statt Schmalz wenig Pflanzenmargarine verwenden

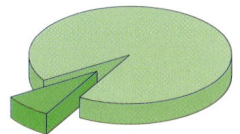

8 %

 wichtige Schutzstoffe

 alle Gemüsesorten sind ideal, essen Sie reichlich davon

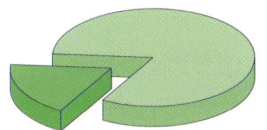

18 %

 wichtige Schutzstoffe

 alle Gemüsesorten sind ideal, essen Sie reichlich davon

TIP genießen Sie den natürlichen Geschmack des Gemüses, meiden Sie fettige Mehlsoßen

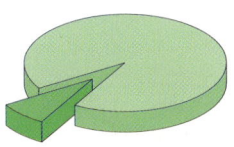

8 %

 wichtige Schutzstoffe

 alle Gemüsesorten sind ideal, essen Sie reichlich davon

TIP Kohl muß nicht glänzen, statt Schmalz wenig Pflanzenmargarine verwenden

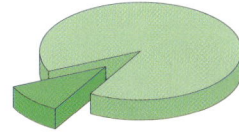

10 %

	Nährstoffe	kcal	BE

127 100 g Krautsalat

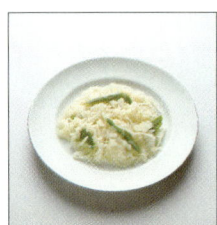

F 4
KH 3
E 1
W 89

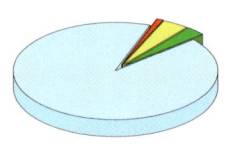
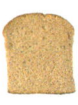

57 kcal   **0** BE

128 100 g Lauch/Porree

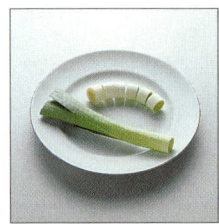

F 0,3
KH 3
E 2
W 89

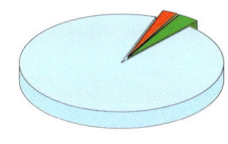

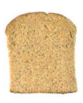

24 kcal   **0** BE

129 40 g Zwiebel

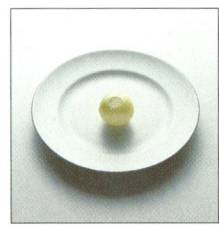

F 0,1
KH 2
E 0,5
W 35

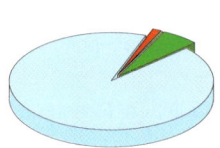
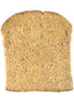

12 kcal   **0** BE

130 100 g Zucchini

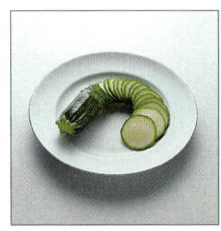

F 0,4
KH 2
E 2
W 92

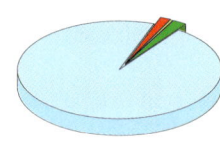

18 kcal   **0** BE

Gemüse

wichtige Schutzstoffe

TIP gehen Sie sparsam mit Öl um

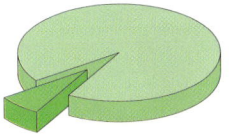

7 %

 wichtige Schutzstoffe

 alle Gemüsesorten sind ideal, essen Sie reichlich davon

TIP genießen Sie den natürlichen Geschmack des Gemüses, meiden Sie fettige Mehl-soßen

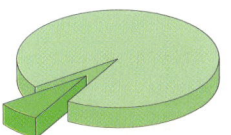

7 %

 wichtige Schutzstoffe

 alle Gemüsesorten sind ideal, essen Sie reichlich davon

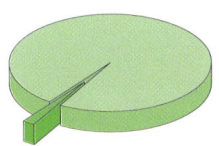

2 %

 wichtige Schutzstoffe

 alle Gemüsesorten sind ideal, essen Sie reichlich davon

TIP Zucchini läßt sich sehr gut grillen, dazu Kräuterquark

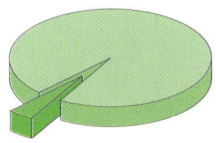

4 %

Gemüse

	Nährstoffe	kcal	BE

131 150 g Paprika

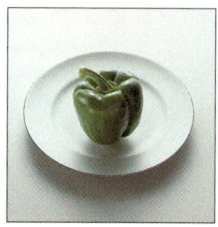

 F 0,5
KH 5
E 1
W 137

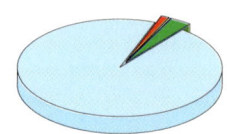

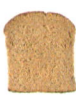

30 kcal **0** BE

132 100 g Chinakohl

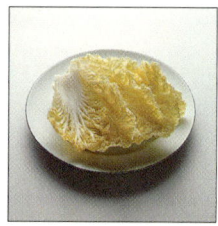

 F 0,3
 KH 1
 E 1
W 95

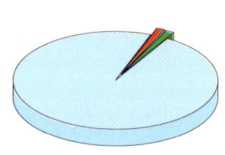

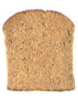

13 kcal **0** BE

133 100 g Chicoré

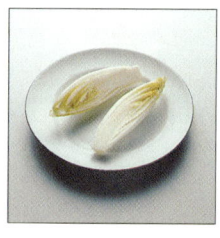

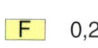 F 0,2
 KH 2
 E 1
W 94

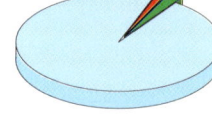

16 kcal **0** BE

134 50 g Kopfsalat

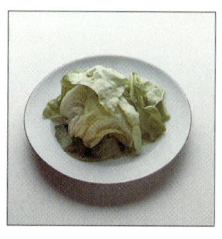

 F 0,1
KH 0,6
 E 0,7
W 48

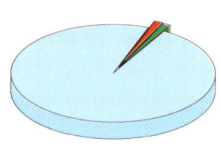

6 kcal **0** BE

Tips   **Ballaststoffe**

 wichtige Schutzstoffe

 alle Gemüsesorten sind ideal, essen Sie reichlich davon

TIP genießen Sie den natürlichen Geschmack des Gemüses, meiden Sie fettige Mehlsoßen

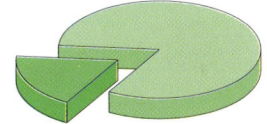

18 %

 wichtige Schutzstoffe

 alle Gemüsesorten sind ideal, essen Sie reichlich davon

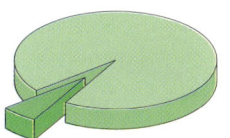

6 %

 wichtige Schutzstoffe

 alle Gemüsesorten sind ideal, essen Sie reichlich davon

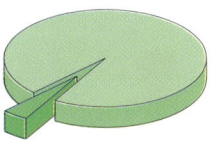

4 %

 wichtige Schutzstoffe

 besser Weißkohlsalat, enthält mehr Ballaststoffe

TIP Salatsorte und Soße variieren

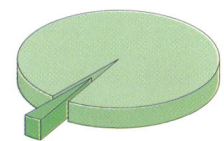

3 %

Gemüse

	Nährstoffe	kcal	BE

135 20 g Feldsalat

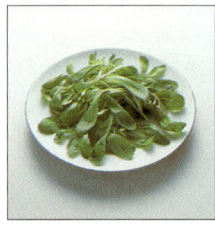

F	0
KH	0,1
E	0,4
W	19

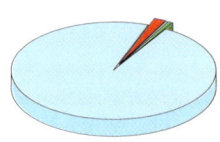

3 kcal   **0** BE

136 100 g Salatgurke

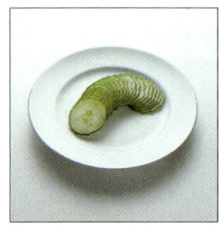

F	0,2
KH	2
E	0,6
W	97

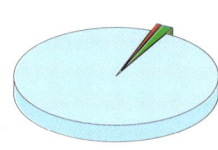

12 kcal   **0** BE

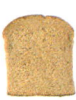

137 70 g Tomate

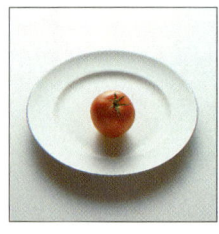

F	0,1
KH	2
E	0,7
W	66

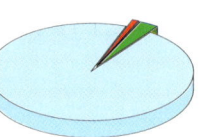

13 kcal   **0** BE

138 70 g Tomate (Konserve)

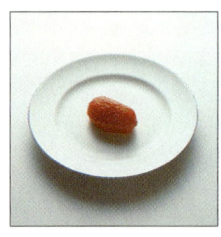

F	0,1
KH	3
E	0,7
W	66

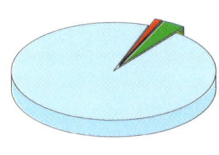

15 kcal   **0** BE

wichtige Schutzstoffe

TIP Salatsorte und Soße variieren

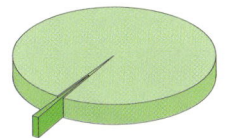

1 %

 wichtige Schutzstoffe

 alle Gemüsesorten sind ideal, essen Sie reichlich davon

TIP auch als Brotbelag lecker

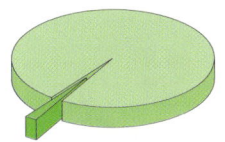

2 %

 wichtige Schutzstoffe

alle Gemüsesorten sind ideal, essen Sie reichlich davon

TIP auch als Brotbelag lecker

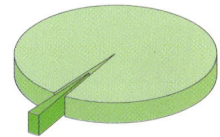

2 %

 besser sind frische Tomaten

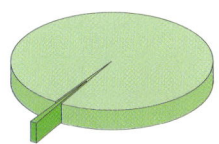

1 %

Gemüse

| | Nährstoffe | kcal | BE |

139 50 g Mais (Konserve)

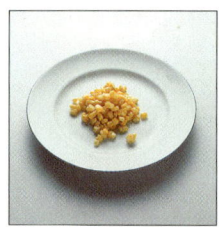

F 0,8
KH 11
E 2
W 36

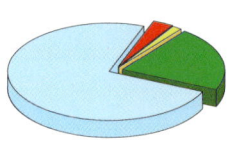

55 kcal **1** BE

140 30 g Radieschen

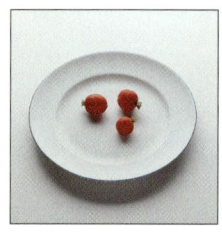

F 0
KH 0,6
E 0,3
W 28

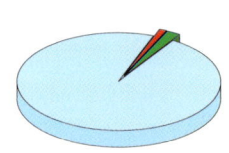

4 kcal **0** BE

141 100 g Avocado

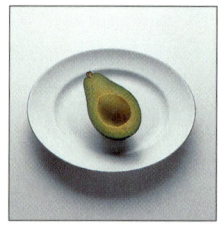

F 24
KH 0,4
E 2
W 68

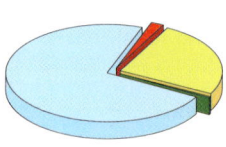

221 kcal **0** BE

142 30 g Bambussprossen (Konserve)

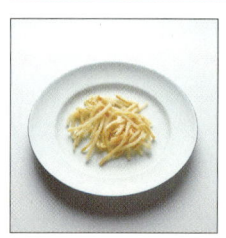

F 0,1
KH 0,2
E 0,5
W 28

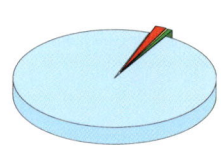

6 kcal **0** BE

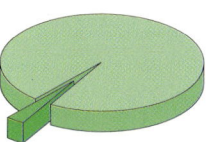

3 %

 wichtige Schutzstoffe

 alle Gemüsesorten sind ideal, essen Sie reichlich davon

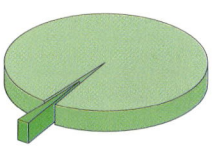

2 %

 hochwertige Fette
wichtige Schützstoffe

 viel Fett = $\uparrow$ kcal

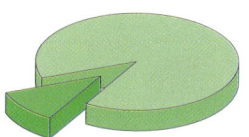

11 %

 wichtige Schutzstoffe

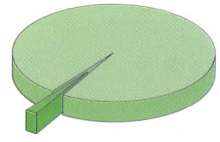

2 %

Gemüse

| | Nährstoffe | kcal | BE |

143 25 g Kürbis (Konserve)

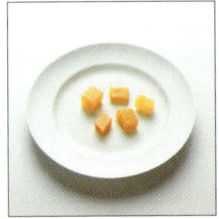

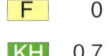 F 0
 KH 0,7
E 0,3
W 24

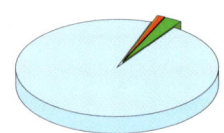

4 kcal   **0** BE

144 50 g Rote Bete (Konserve)

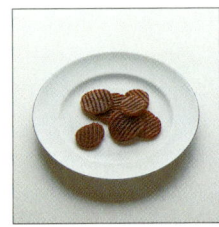

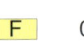 F 0
 KH 2
E 0,6
W 45

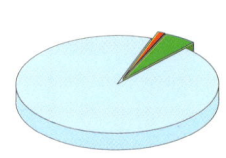

 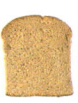

12 kcal   **0** BE

145 50 g Gewürzgurke

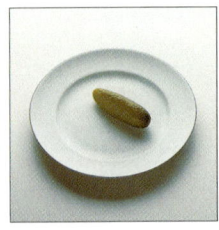

F 0,1
KH 1,3
E 0,5
W 46

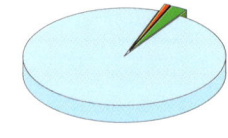

7 kcal   **0** BE

146 10 g Oliven

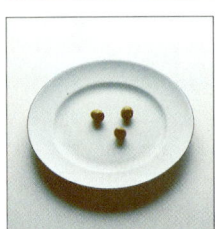

F 1
KH 0,2
E 0,1
W 8

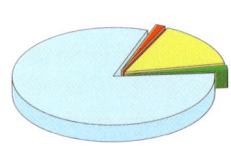

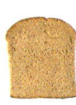

14 kcal   **0** BE

Tips

 wichtige Schutzstoffe

 alle Gemüsesorten sind ideal, essen Sie
reichlich davon

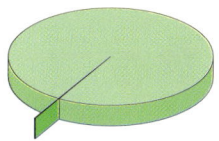

0 %

 wichtige Schutzstoffe

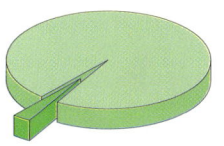

3 %

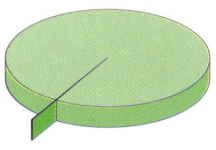

0 %

 hochwertige Fettsäuren

 viel Fett = ↑ kcal

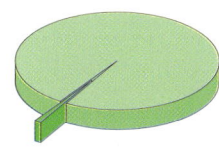

1 %

Gemüse

| | Nährstoffe | kcal | BE |

147 2 g Petersilie

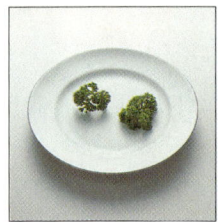
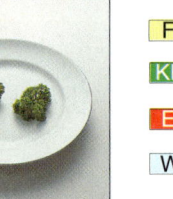

F 0
KH 0
E 0,1
W 1,6

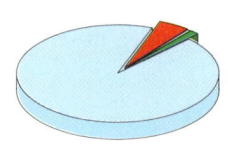
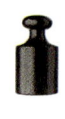

1 kcal **0** BE

148 2 g Schnittlauch

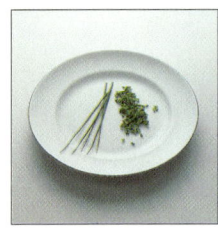
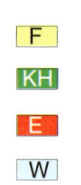

F 0
KH 0
E 0,1
W 1,7

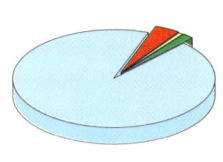
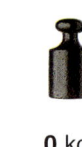
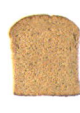

0 kcal **0** BE

149 2 g Knoblauch

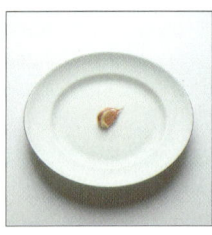
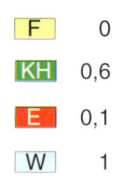

F 0
KH 0,6
E 0,1
W 1

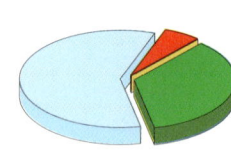
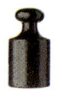
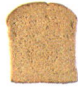

3 kcal **0** BE

Tips   **Ballaststoffe**

 wichtige Schutzstoffe

TIP gut zum Verfeinern und Salz einsparen

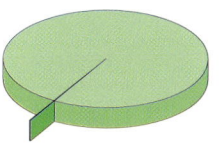

0 %

 wichtige Schutzstoffe

TIP gut zum Verfeinern und Salz einsparen

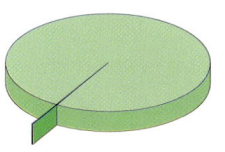

0 %

 wichtige Schutzstoffe

TIP gut zum Verfeinern und Salz einsparen

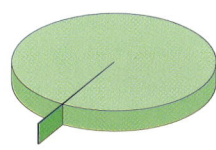

0 %

Gemüse

	Nährstoffe	kcal	BE

150 150 g Champignons

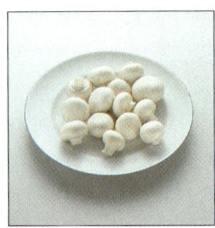

F 0,5
KH 0,9
E 4
W 140

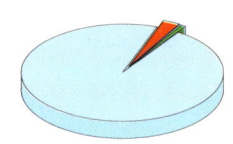

23 kcal   **0** BE

151 150 g Champignons (Konserve)

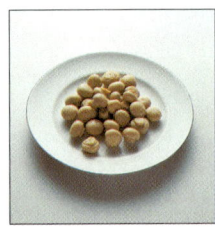

F 0,5
KH 0,9
E 3
W 141

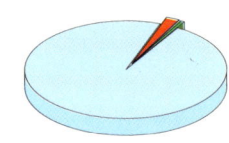

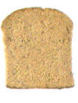

24 kcal   **0** BE

152 100 g Linsen (Konserve)

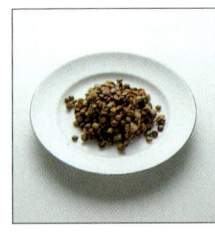

F 0,4
KH 18
E 8
W 70

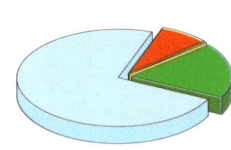

100 kcal   **0** BE

Tips **Ballaststoffe**

 wichtige Schutzstoffe

 alle Gemüsesorten sind ideal, essen Sie reichlich davon

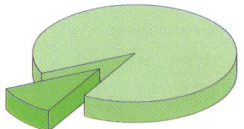

10 %

 besser sind frische oder tiefgefrorene Champignons

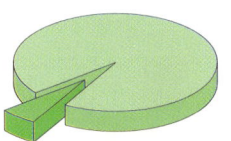

6 %

 wichtige Schutzstoffe
ballaststoffreich

 Hülsenfrüchte verdienen einen regelmäßigen Platz auf dem Speiseplan, z.B. für Eintopf, Suppen und Salate

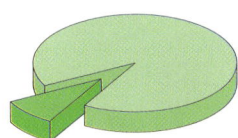

9 %

Kartoffeln

	Nährstoffe	kcal	BE

153 80 g Kartoffel, gekocht, gesalzen

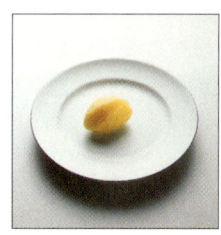

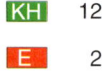 F 0,1
KH 12
E 2
W 64

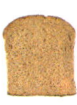

55 kcal   **1** BE

154 80 g Pellkartoffel, gekocht, gesalzen

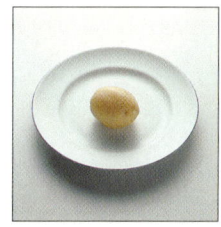

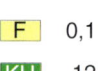 F 0,1
 KH 12
E 2
W 62

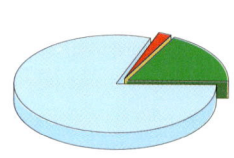

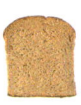

55 kcal   **1** BE

155 90 g Kartoffelkloß, halb & halb

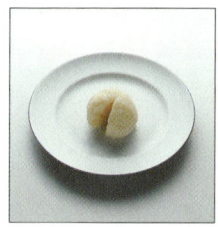

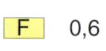 F 0,6
 KH 19
 E 2
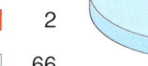 W 66

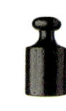

90 kcal   **2** BE

156 200 g Kartoffelflockenpüree (Pulver)

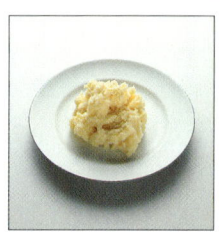

 F 2
 KH 24
 E 4
W 165

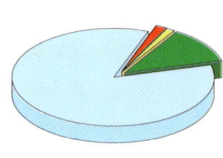 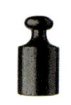 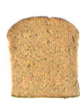

134 kcal   **2** BE

ballaststoffreich, gute Sättigung

 die Kartoffel ist kein „Dickmacher", sondern die Soße oder das Gebratene, was dazu gegessen wird

TIP wertvolles Lebensmittel, vielfältig zuzubereiten und zu kombinieren

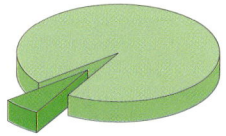

6 %

 ballaststoffreich, gute Sättigung

 die Kartoffel ist kein „Dickmacher", sondern die Soße oder das Gebratene, was dazu gegessen wird

TIP nicht an Kartoffeln sparen

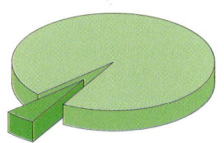

5 %

 gute Sättigung

 die Kartoffel ist kein „Dickmacher", sondern die Soße oder das Gebratene, was dazu gegessen wird

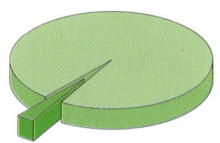

3 %

 enthält mehr Fett als Pell- und Salzkartoffeln

TIP ohne Butter, Ei, Sahne und angeschwitzte Zwiebeln zubereiten

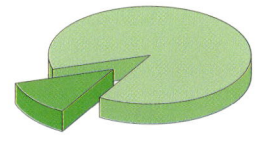

12 %

Nährstoffe	kcal	BE

157 100 g Kartoffelsalat (Essig + Öl)

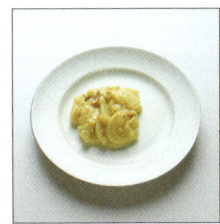

F	7
KH	12
E	2
W	72

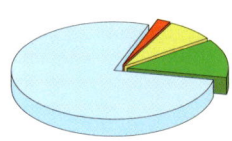

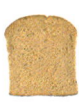

123 kcal   **1** BE

158 100 g Kartoffelsalat (Mayonnaise)

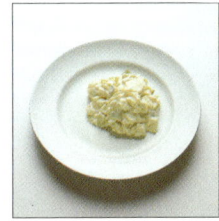

F	5
KH	15
E	4
W	73

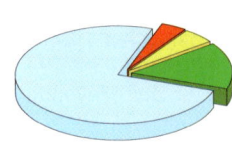

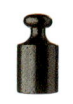 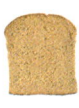

120 kcal   **1** BE

159 50 g Kroketten

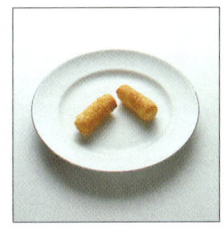

F	9
KH	12
E	1
W	27

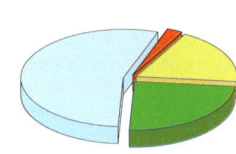

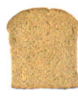

134 kcal   **1** BE

160 45 g Kartoffelpuffer (Pulver)

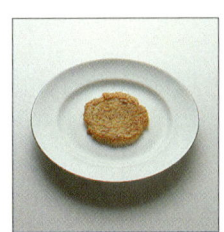

F	5
KH	10
E	1
W	27

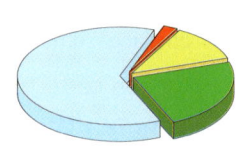

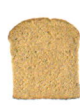

93 kcal   **1** BE

Tips **Ballaststoffe**

 viel Fett = ↑ kcal

TIP Rezept abwandeln, weniger Öl verwenden

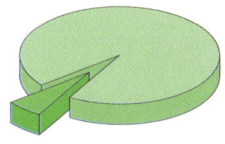

6 %

---

 viel Fett = ↑ kcal

 besser 50%ige Mayonnaise verwenden

TIP Rezept abwandeln, einen Teil Mayonnaise gegen Saure Sahne, Joghurt oder Crème fraiche austauschen

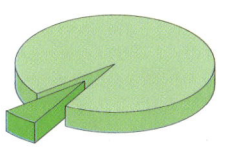

6 %

---

 viel Fett = ↑ kcal
Kalorienbombe, geringe Sättigung

 besser, Salz- oder Pellkartoffeln, Reis oder Nudeln

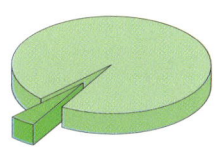

4 %

---

 viel Fett = ↑ kcal

TIP in weniger Fett braten als bisher, eine be- schichtete Pfanne verwenden
lieber große, dicke Puffer zubereiten als kleine, dünne

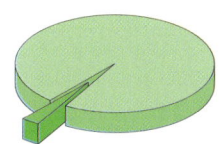

3 %

Kartoffelprodukte

| | Nährstoffe | kcal | BE |

161 150 g Pommes frites, gesalzen

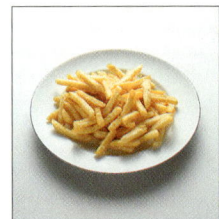

 F 22

KH 49

E 6

W 65

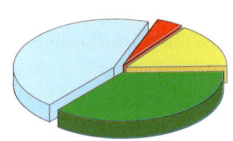

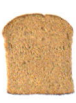 **409** kcal **4** BE

162 80 g Semmelknödel

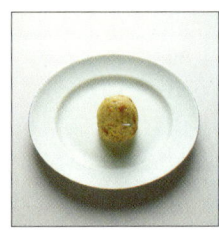

 F 0,9

 KH 22

 E 4

W 65

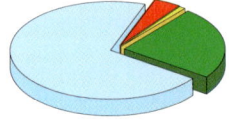

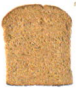 **109** kcal **2** BE

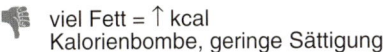 viel Fett = ↑ kcal
Kalorienbombe, geringe Sättigung

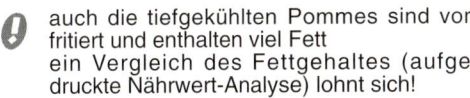 auch die tiefgekühlten Pommes sind vor-
fritiert und enthalten viel Fett
ein Vergleich des Fettgehaltes (aufge-
druckte Nährwert-Analyse) lohnt sich!

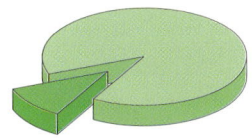

11 %

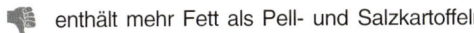 enthält mehr Fett als Pell- und Salzkartoffeln

die Kalorien stecken meistens in der Soße
oder dem deftig zubereiteten Fleisch, welches dazu gegessen wird

TIP bei der Zubereitung weniger Speck als üblich verwenden
bei der Zubereitung der anderen Lebensmittel Fett einsparen

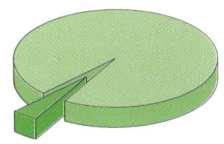

4 %

Nudeln

	Nährstoffe	kcal	BE

163 100 g Nudeln, gekocht, gesalzen

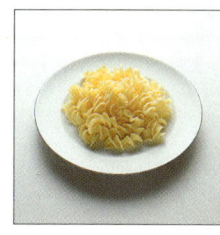

F	1
KH	28
E	5
W	64

145 kcal   **2,5** BE

164 100 g Nudeln Vollkorn, gekocht, gesalzen

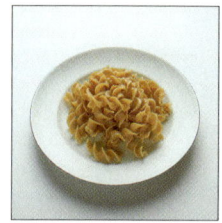

F	2
KH	24
E	5
W	65

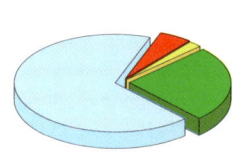

129 kcal   **2** BE

165 100 g Spaghetti, eifrei, gekocht, gesalzen

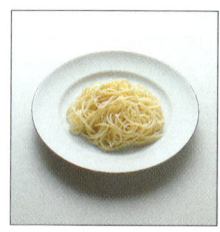

F	1
KH	32
E	5
W	60

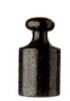 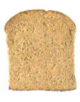

152 kcal   **2,5** BE

166 100 g Spätzle, gekocht

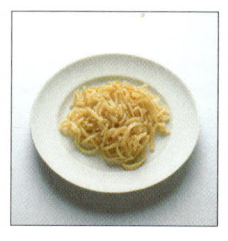

F	5
KH	25
E	5
W	62

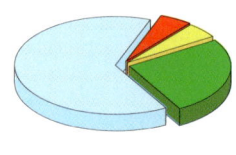

167 kcal   **2** BE

noch besser sind Vollkornnudeln
„eifreie“ Hartweizengrießnudeln enthalten kein Cholesterin

TIP Die Nudeln sind keine „Dickmacher“, sondern die Soße, die dazu gegessen wird
Müssen die Nudeln in der fetten Soße ertrinken?
Salat vorweg essen, weniger Fleisch, mehr Gemüse, Nudeln als Sättigungsbeilage

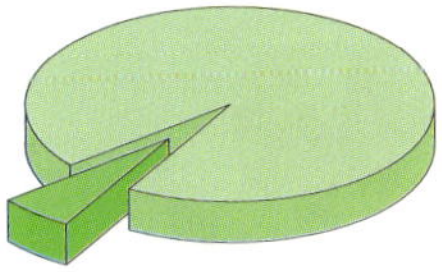

6 %

ballaststoffreich (gute Sättigung)

„eifreie“ Hartweizengrießnudeln enthalten kein Cholesterin

TIP Die Nudeln sind keine „Dickmacher“, sondern die Soße, die dazu gegessen wird
Müssen die Nudeln in der fetten Soße ertrinken?
Salat vorweg essen, weniger Fleisch, mehr Gemüse

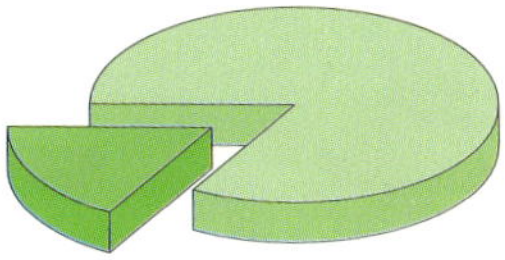

17 %

kein Cholesterin

noch besser sind Vollkornnudeln

TIP Die Nudeln sind keine „Dickmacher“, sondern die Soße, die dazu gegessen wird
Müssen die Nudeln in der fetten Soße ertrinken?
Salat vorweg essen, weniger Fleisch, mehr Gemüse, Nudeln als Sättigungsbeilage

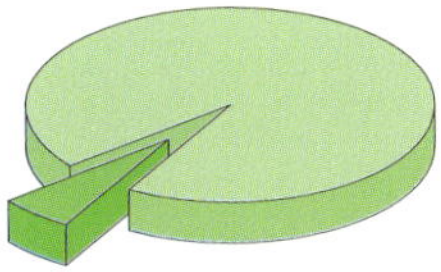

6 %

normale Nudeln enthalten weniger Fett

TIP weniger Fleisch, mehr Gemüse

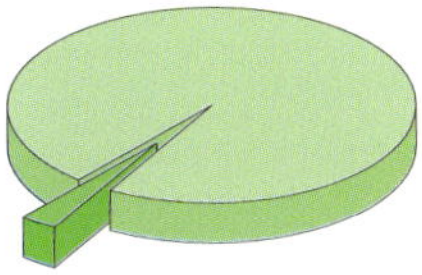

3 %

Nudeln

	Nährstoffe	kcal	BE

167 250 g Cannelloni, gefüllt, überbacken

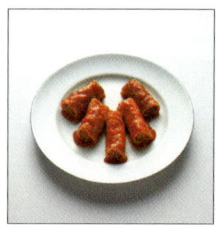

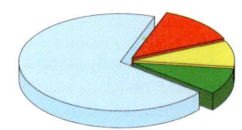

F	20
KH	32
E	29
W	161

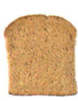

428 kcal **3** BE

168 200 g Maultaschen, gekocht

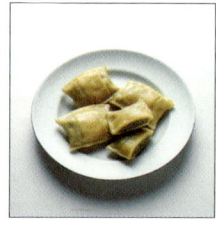

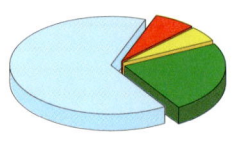

F	10
KH	46
E	13
W	126

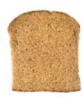

326 kcal **4** BE

Soße liefert zusätzlich Kalorien

TIP Salat vorweg essen

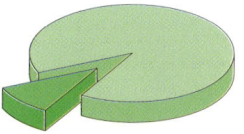

10 %

 Soße liefert zusätzlich Kalorien

TIP Salat vorweg essen

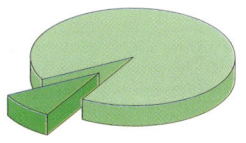

9 %

Nudeln

139

Reis

| | Nährstoffe | kcal | BE |

169 100 g Reis, poliert, gekocht, gesalzen

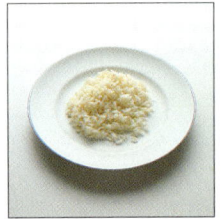

F	0,2
KH	24
E	2
W	73

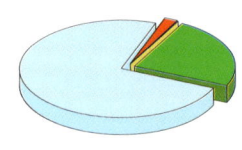

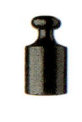 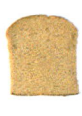

106 kcal   **2** BE

170 100 g Naturreis, gekocht, gesalzen

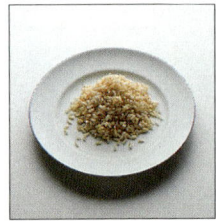

F	1
KH	27
E	3
W	67

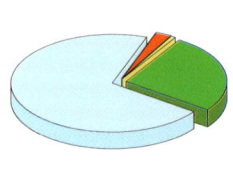

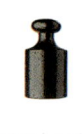 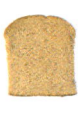

129 kcal   **2** BE

171 30 g Graupen

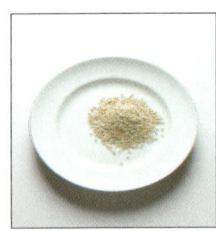

F	0,4
KH	22
E	3
W	4

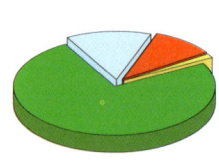

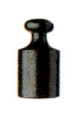 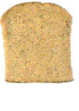

100 kcal   **2** BE

Reis

 Paraboiled Reis enthält mehr hochwertige
Inhaltstoffe
Naturreis enthält mehr Ballaststoffe

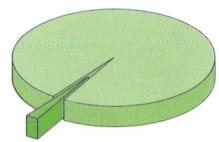

2 %

 ballaststoffreich (gute Sättigung)

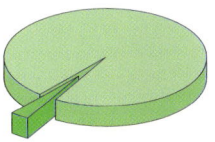

3 %

TIP gut als Suppeneinlage

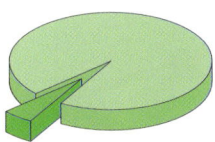

5 %

	Nährstoffe	kcal	BE

172 100 g Pizza

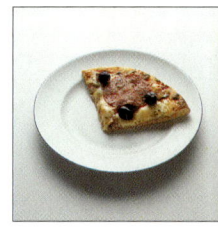

F	14
KH	28
E	10
W	45

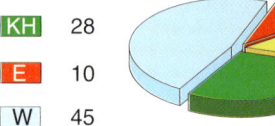

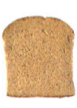

275 kcal   **2,5** BE

173 200 g Hamburger

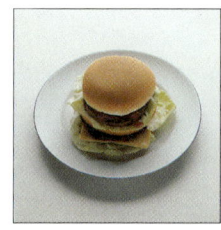

F	25
KH	34
E	30
W	104

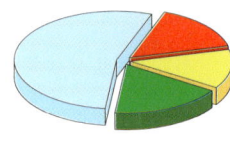

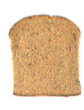

510 kcal   **3** BE

174 20 g Ketchup

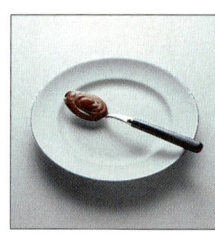

F	0,1
KH	5
E	0,4
W	14

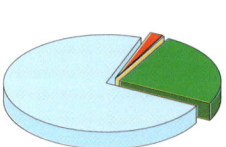

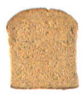

22 kcal   **0,5** BE

175 20 g Mayonnaise, 80 % Fett

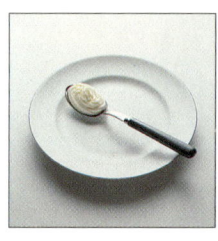

F	16
KH	0,6
E	0,2
W	3

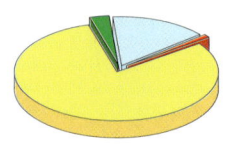

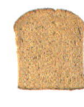

145 kcal   **0** BE

Tips

 der Belag entscheidet über die Fett- und Kalorienmenge

TIP z.B. weiniger Salami, Käse und Oliven, mehr Gemüse

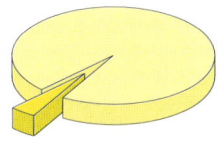

4 %

 wenig Sättigung

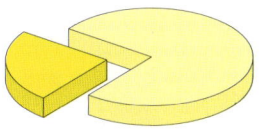

24 %

 besser ist Tomatenmark

TIP manchmal ist Senf eine kalorienärmere Alternative

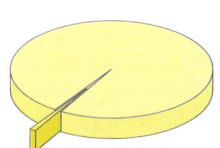

1 %

 fettreduzierte Mayonnaise, Crème fraiche, Schmand oder Saure Sahne verwenden

TIP Rezept abwandeln, z.B. Mayonnaise mit Joghurt mischen

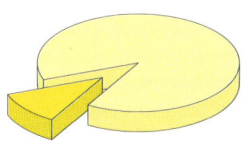

11 %

Saucen

	Nährstoffe	kcal	BE

176 7 g Senf

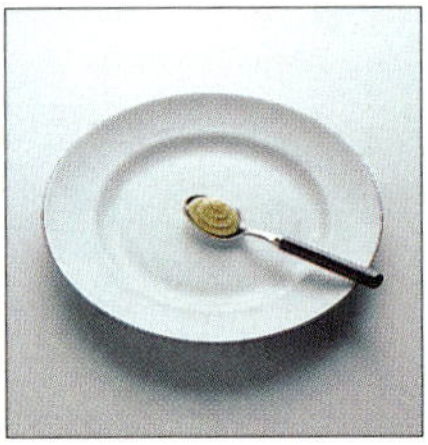

F	0,4
KH	0,4
E	0,4
W	5

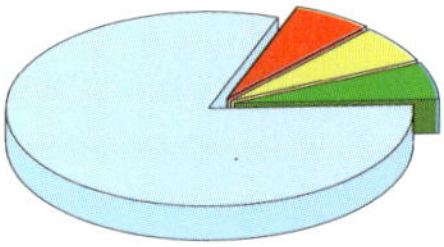

7 kcal   **0** BE

177 7 g Brühe, fett

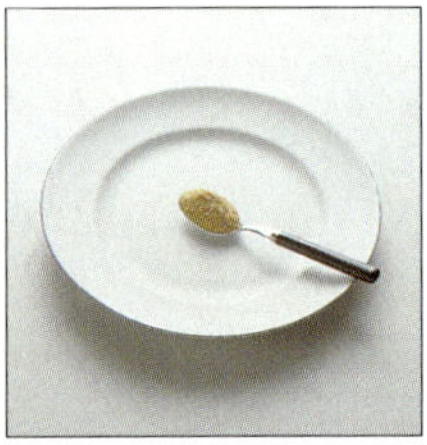

F	2
KH	0,4
E	2
W	0,1

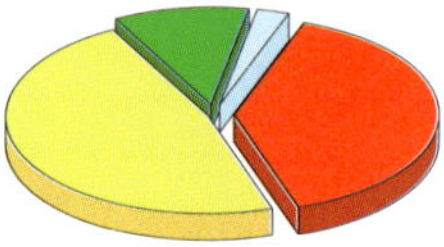

25 kcal   **0** BE

178 20 g Salatsauce (Essig & Öl)

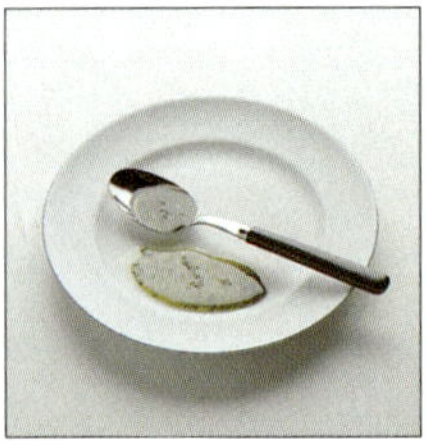

F	6
KH	2
E	0,3
W	11

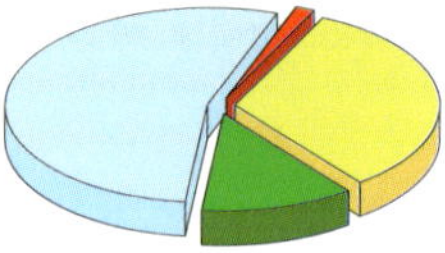

68 kcal   **0** BE

179 60 g Bratensauce (Pulver)

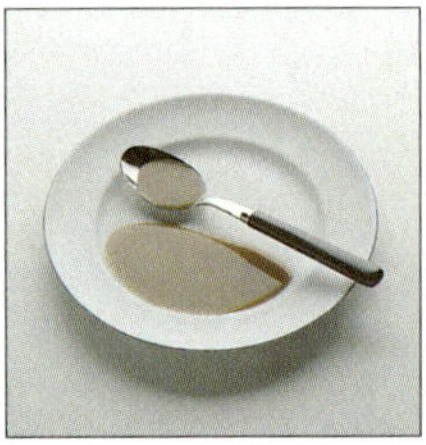

F	1
KH	3
E	0,8
W	54

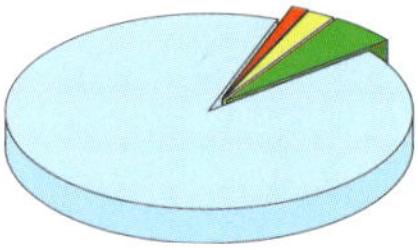

28 kcal   **0** BE

TIP Senf anstelle von Streichfett unter Wurst-
belag verwenden

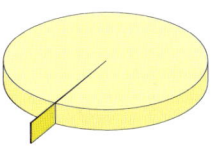

0 %

 viel Fett = ↑ kcal, sehr salzig

 besser ist fettarme Gemüsebrühe

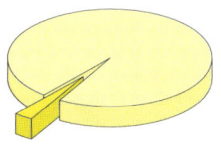

3 %

TIP beim Öl einsparen, evtl. Senf-Joghurtdressing
verwenden
variieren Sie die Dressings und verwenden
Sie qualitativ hochwertiges Öl
(siehe Fette/Öle)

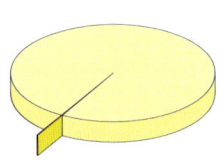

0 %

 reich an gehärteten Fetten

 die Kalorien stecken in der Soße

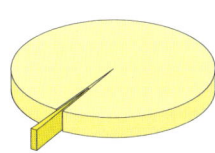

1 %

Saucen

| | Nährstoffe | kcal | BE |

180 20 g Jogurtdressing

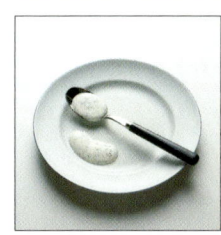

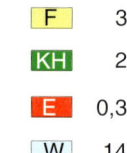

F	3
KH	2
E	0,3
W	14

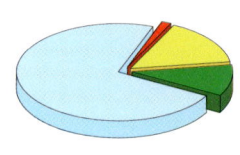

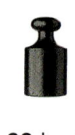
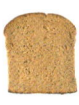

38 kcal   **0** BE

181 10 g Tomatenmark

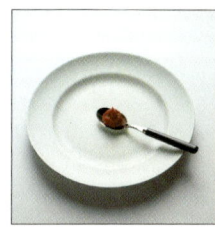

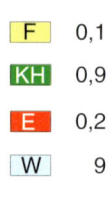

F	0,1
KH	0,9
E	0,2
W	9

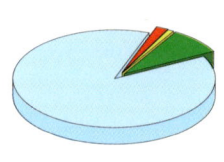

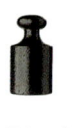
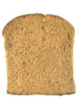

5 kcal   **0** BE

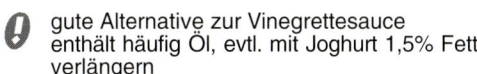

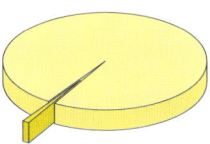

gute Alternative zur Vinegrettesauce
enthält häufig Öl, evtl. mit Joghurt 1,5% Fett
verlängern

Saucen

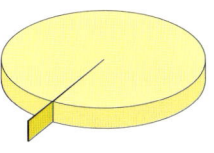

1 %

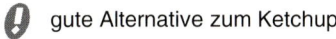

gute Alternative zum Ketchup

0 %

Brot

| | Nährstoffe | kcal | BE |

182 45 g Brötchen (Weizen)

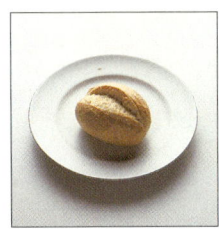

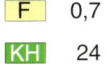 F 0,7
 KH 24
E 4
W 15

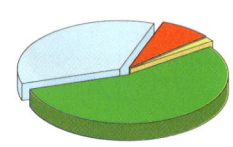

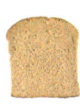

116 kcal **2** BE

183 60 g Vollkornbrötchen (Weizen)

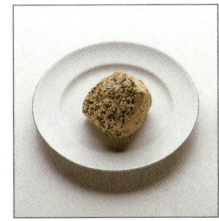

F 1
KH 25
E 5
W 24

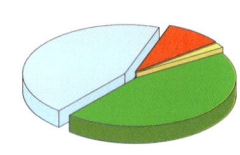

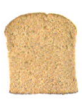

137 kcal **2** BE

184 65 g Rosinenbrötchen

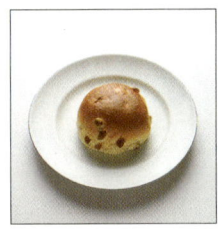

F 0,9
KH 34
E 5
W 22

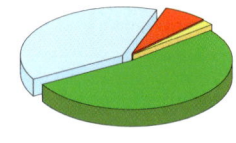

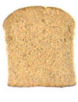

162 kcal **2,5** BE

185 50 g Laugenbrötchen

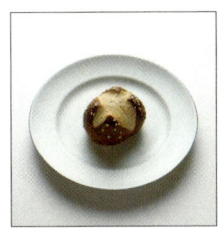

F 0,9
KH 25
E 4
W 19

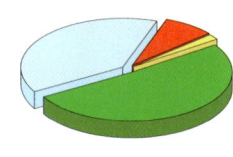

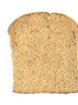

123 kcal **2** BE

Tips

Brot

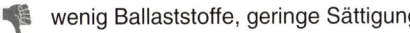 wenig Ballaststoffe, geringe Sättigung

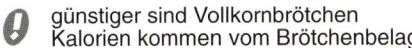 günstiger sind Vollkornbrötchen
Kalorien kommen vom Brötchenbelag

TIP Streichfett nur dünn verwenden oder Halb-fettmargarine/-butter nutzen

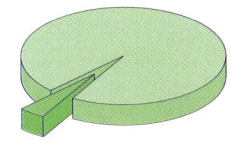

4 %

 viele Ballaststoffe, bessere Sättigung

Kalorien kommen vom Brötchenbelag

TIP Streichfett nur dünn verwenden oder Halb-fettmargarine/-butter nutzen

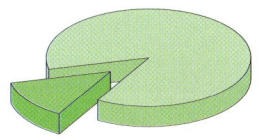

13 %

 wenig Ballaststoffe, geringe Sättigung

 günstiger sind Vollkornbrötchen

TIP Streichfett nur dünn verwenden oder Halb-fettmargarine/-butter nutzen

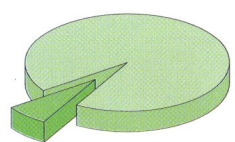

7 %

 hoher Salzgehalt macht durstig

TIP Streichfett nur dünn verwenden oder Halb-fettmargarine/-butter nutzen

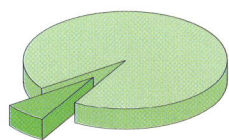

7 %

Brot

	Nährstoffe	kcal	BE

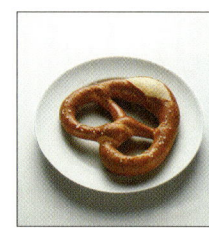

F	1
KH	40
E	6
W	30

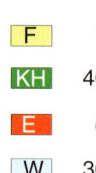 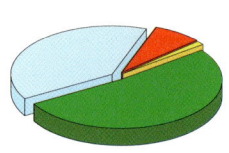 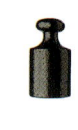 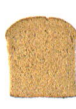

197 kcal **3,5** BE

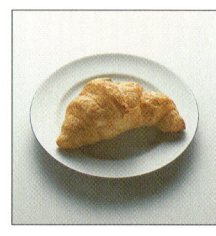

F	15
KH	21
E	3
W	19

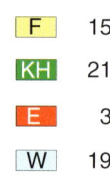 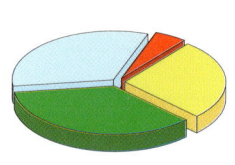 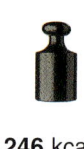 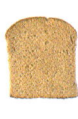

246 kcal **1,5** BE

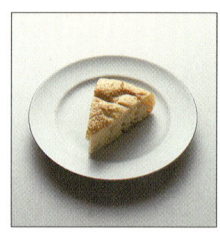

F	0,5
KH	19
E	3
W	15

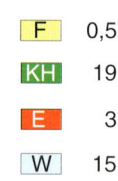 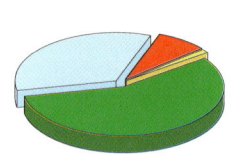 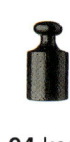 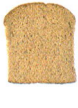

94 kcal **2** BE

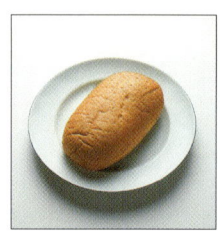

F	1
KH	49
E	7
W	38

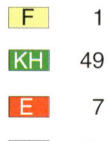 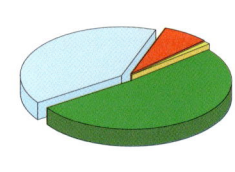 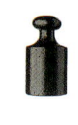 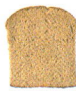

235 kcal **4** BE

hoher Salzgehalt macht durstig

TIP schmeckt auch ohne Butter, so sparen
Sie Fett

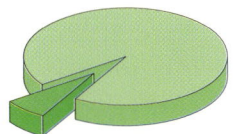

Brot

7 %

 viel Fett = ↑ kcal
reich an gesättigten FS

 günstiger sind Hefehörnchen

TIP auf die Butter/Margarine verzichten bzw. durch
ein Halbfettprodukt ersetzen

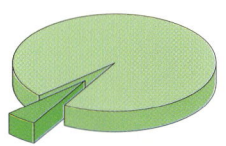

5 %

 wenig Ballaststoffe, geringe Sättigung

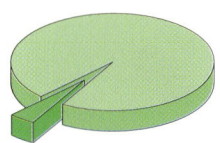

4 %

 wenig Ballaststoffe, geringe Sättigung

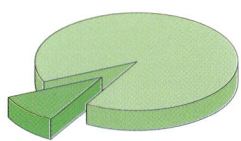

10 %

Brot

	Nährstoffe	kcal	BE

190 45 g Grau-, Roggenbrot

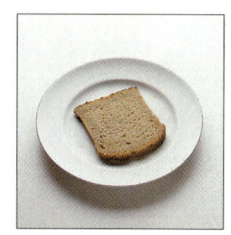

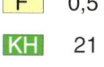 F 0,5
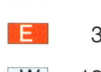 KH 21
E 3
W 18

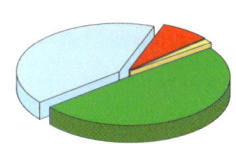

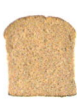

100 kcal **2** BE

191 20 g Knäckebrot

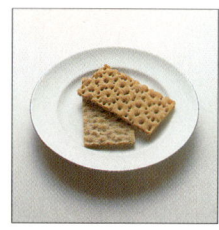

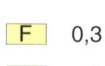 F 0,3
 KH 13
 E 2
W 1

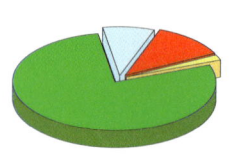

64 kcal **1** BE

192 30 g Pumpernickel

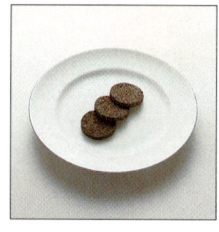

 F 0,3
 KH 12
 E 2
W 14

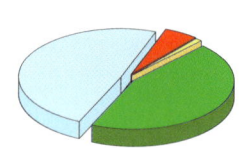

60 kcal **1** BE

193 45 g Roggenmischbrot

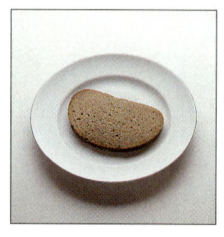

 F 0,6
 KH 20
E 3
W 18

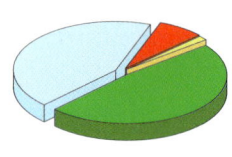

101 kcal **2** BE

Tips

 Kalorien kommen vom Brotbelag

TIP Streichfett dünn verwenden oder Halbfett-
margarine/-butter nutzen
Brotscheibe dicker schneiden

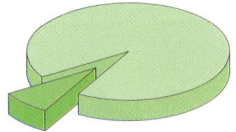

8 %

 viele Ballaststoffe

TIP Belag nur dünn wählen, denn der liefert Fette
und Kalorien

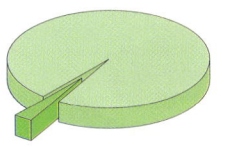

3 %

 ballaststoffreich

TIP Belag nur dünn wählen, denn der liefert Fette
und Kalorien

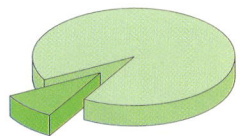

9 %

 Kalorien kommen vom Brotbelag

TIP Streichfett dünn verwenden oder Halbfett-
margarine/-butter nutzen
nur <u>ein</u> Belag, Brotscheibe dicker schneiden

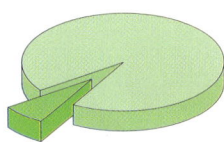

7 %

Brot

	Nährstoffe	kcal	BE

194 25 g Toastbrot (Weizen)

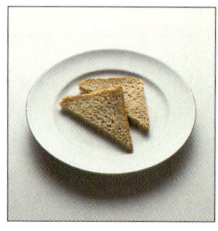

F	1
KH	12
E	2
W	9

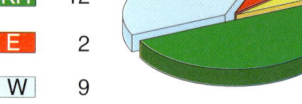

66 kcal **1** BE

195 60 g Vollkornbot (Roggen)

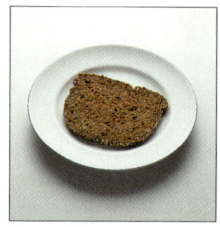

F	0,7
KH	24
E	4
W	25

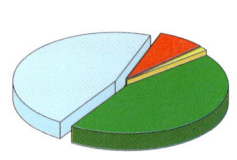

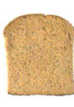

123 kcal **2** BE

196 30 g Weißbrot (Weizen)

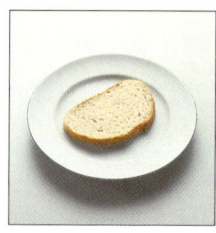

F	0,5
KH	14
E	2
W	12

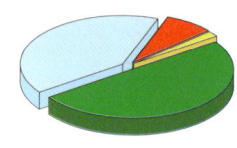

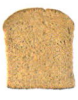

71 kcal **1** BE

197 20 g Zwieback

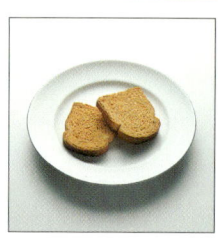

F	0,9
KH	15
E	2
W	2

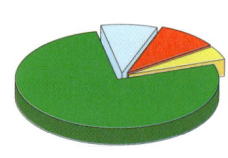

 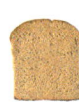

74 kcal **1** BE

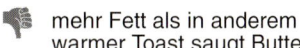 mehr Fett als in anderem Brot
warmer Toast saugt Butter auf

TIP Vollkorntoast enthält mehr Ballaststoffe

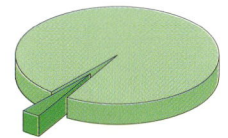

3 %

 viele Ballaststoffe, gute Sättigung

TIP Streichfett nur dünn verwenden oder Halb-
fettmargarine/-butter nutzen
Brotscheibe dicker schneiden

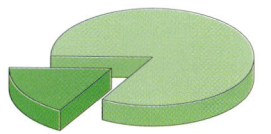

17 %

 wenig Ballaststoffe, schlechte Sättigung

 besser sind Vollkornbrot oder Graubrot
Kalorien kommen vom Brotbelag

TIP Streichfett nur dünn verwenden oder Halb-
fettmargarine/-butter nutzen
Brotscheibe dicker schneiden

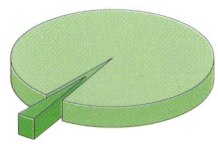

3 %

 besser sind Vollkornzwieback oder Knäcke-
brot

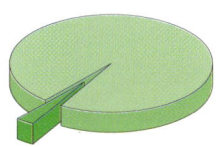

3 %

Frühstücksflocken

	Nährstoffe	kcal	BE

198 50 g Haferflocken (Vollkorn)

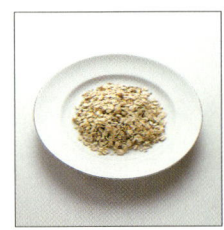

F	4
KH	29
E	6
W	5

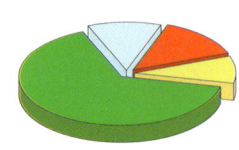 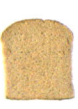

177 kcal   **2,5** BE

199 20 g Cornflakes

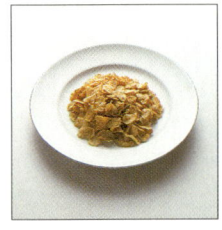

F	0,1
KH	16
E	1
W	1

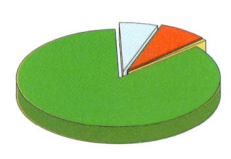 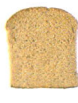

71 kcal   **1,5** BE

200 20 g Paniermehl

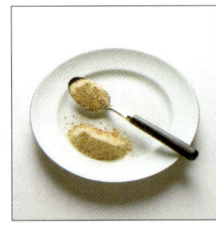

F	0,4
KH	15
E	2
W	2

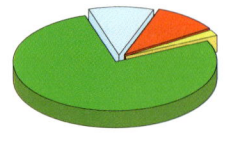

76 kcal   **1,5** BE

201 20 g Weizenmehl (Type 405)

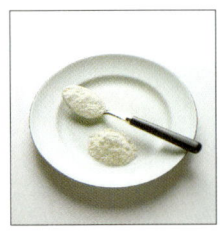

F	0,2
KH	14
E	2
W	3

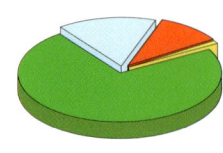 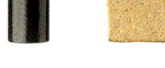

67 kcal   **1** BE

Tips   Ballaststoffe

 viele Ballaststoffe, gute Sättigung

TIP mit kleingeschnittenem Obst und Johgurt, evtl. Leinsamen und wenig Nüssen, ein leckeres Müsli

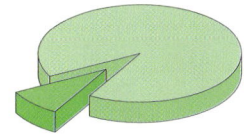

9 %

 besser sind Haferflocken, Müsli oder Vollkorncerealien

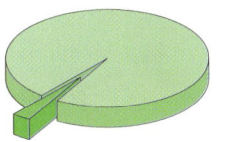

3 %

TIP ohne Paniermehl zubereitete Lebensmittel sind fettärmer, da die Panade beim Braten Fett aufsaugt

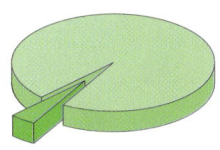

4 %

 wenig Ballaststoffe, wenig Vitamine und Mineralien

 besser sind Mehle höherer Typennummer oder Vollkornmehl

TIP bei Kuchen oder Torten Weizenmehl mit Vollkornmehl mischen

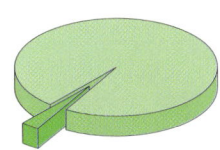

3 %

Süßer Brotaufstrich

	Nährstoffe	kcal	BE

202 20 g Diabetiker-Konfitüre, kcal-reduziert

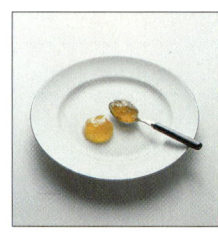

F	0
KH	5
E	0,1
W	15

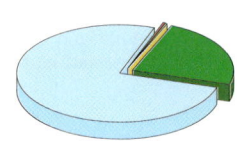

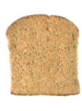

19 kcal   **0** BE

203 20 g Erdbeerkonfitüre

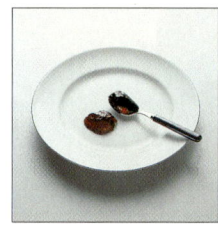

F	0
KH	12
E	0,1
W	8

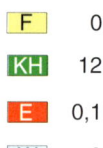 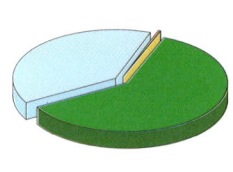

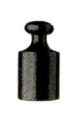 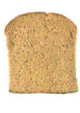

47 kcal   **1** BE

204 20 g Honig

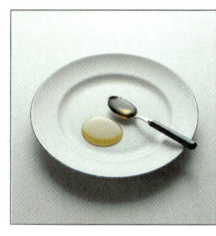

F	0
KH	15
E	0,1
W	4

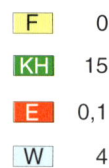 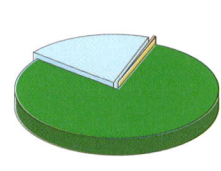

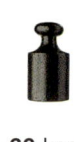 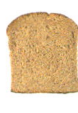

60 kcal   **1** BE

205 20 g Rübenkraut

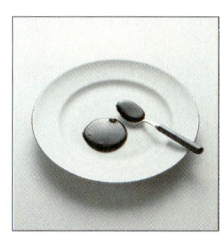

F	0
KH	12
E	1
W	4

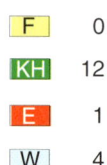 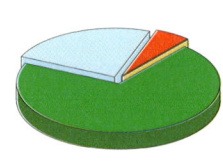

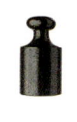 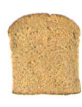

51 kcal   **1** BE

Tips

Ø unterschiedlicher Kaloriengehalt, je nach-
dem, welches Süßungsmittel eingesetzt wird

TIP am meisten Kalorien spart man mit Frucht-
aufstrichen, die nur mit Süßstoff hergestellt
werden (Achtung: Begrenzte Haltbarkeit)

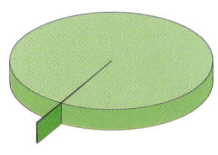

0 %

TIP kochen Sie Konfitüre 2:1
(2 Teile Frucht : 1 Teil Zucker),
dass reduziert den Kaloriengehalt

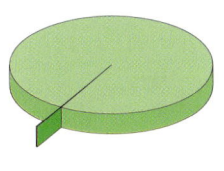

0 %

Ø Honig ist reiner Zucker und liefert somit viele
Kalorien

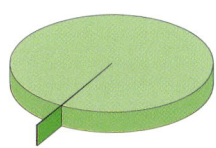

0 %

Ø Rübenkraut ist reiner Zucker und liefert somit
viele Kalorien

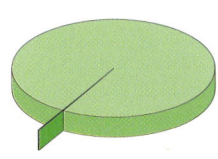

0 %

Nährstoffe	kcal	BE

206 20 g Nuss-Nougat-Creme

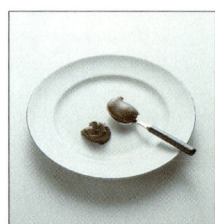

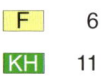 F   6

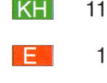 KH   11

E   1

W   0,6

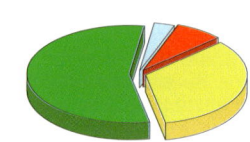

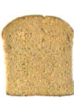

108 kcal   **1** BE

207 20 g Pflaumenmus

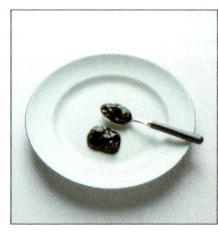

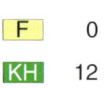 F   0

KH   12

 E   0,1

W   6

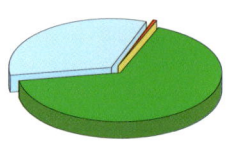

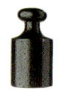

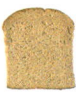

40 kcal   **1** BE

Tips

 viel Fett = ↑ kcal

TIP auf Streichfett verzichten

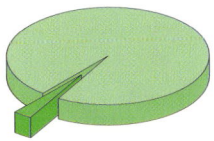

3 %

 vergleichbar ist Konfitüre

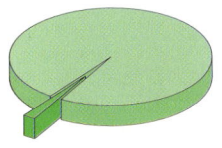

2 %

Obst

| | Nährstoffe | kcal | BE |

208 80 g (140 g) Ananas

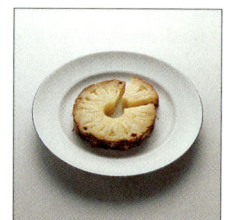

F	0,2
KH	10
E	0,4
W	68

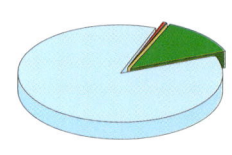 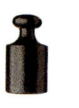 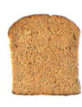

45 kcal   **1** BE

209 150 g Ananas (Konserve)

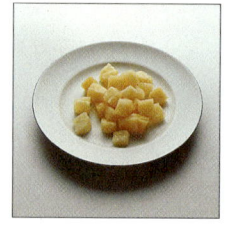

F	0,3
KH	30
E	0,6
W	114

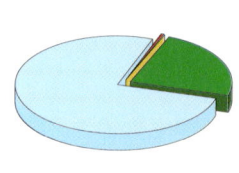 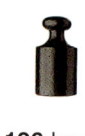 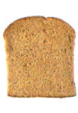

126 kcal   **3** BE

210 150 g Apfel

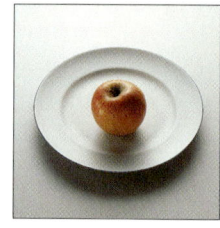

F	0,6
KH	18
E	0,5
W	128

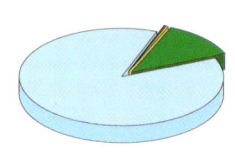 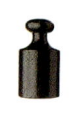 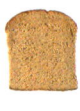

81 kcal   **1,5** BE

211 150 g Apfelmus (Konserve)

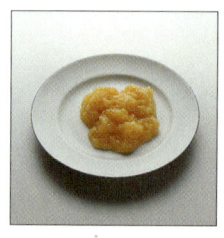

F	0,3
KH	29
E	0,3
W	126

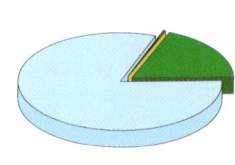 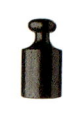 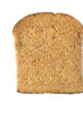

119 kcal   **2,5** BE

Obst

 wichtige Schutzstoffe

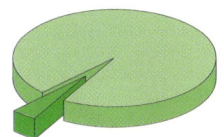

4 %

 besser frische Ananas

TIP kaufen Sie Konservenfrüchte ohne Zucker-
zusatz und süßen Sie mit Süßstoff

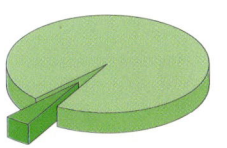

4 %

 wichtige Schutzstoffe

TIP in Scheiben geschnitten auf Brot, evtl. auf
Quark oder Käse; ideal für unterwegs

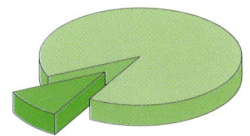

10 %

 wenig Vitamine, Mineral- und Ballaststoffe

 günstiger ist ein frischer Apfel

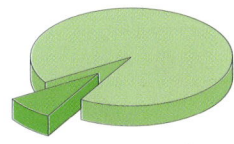

8 %

Obst

	Nährstoffe	**kcal**	**BE**

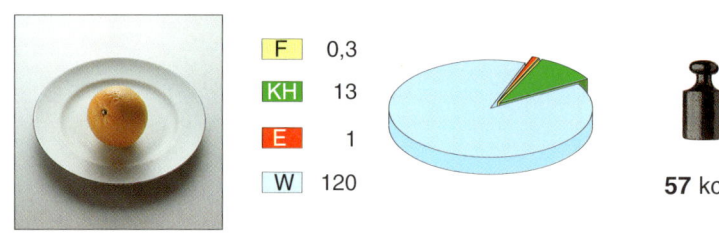

F	0,3
KH	13
E	1
W	120

57 kcal **1** BE

213 110 g Aprikosen

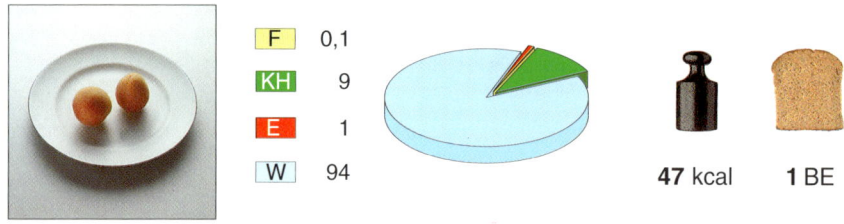

F	0,1
KH	9
E	1
W	94

47 kcal **1** BE

214 130 g Aprikosen (Konserve)

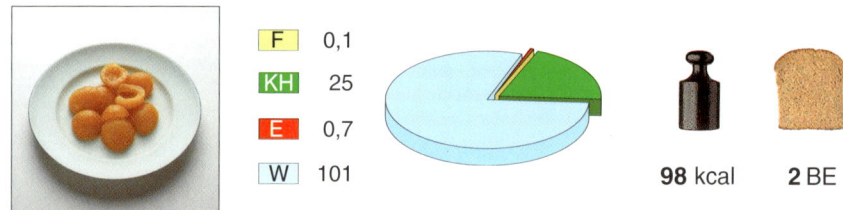

F	0,1
KH	25
E	0,7
W	101

98 kcal **2** BE

215 25 g Aprikosen, getrocknet

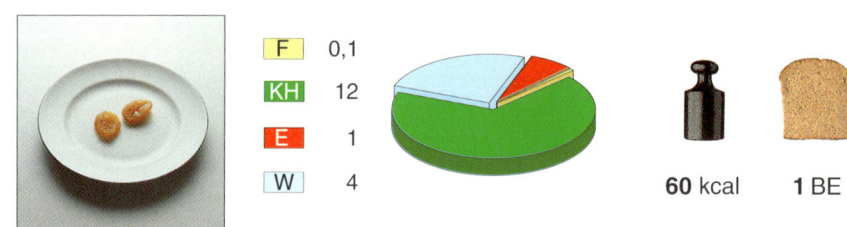

F	0,1
KH	12
E	1
W	4

60 kcal **1** BE

Tips   Ballaststoffe

 wichtige Schutzstoffe

TIP essen Sie täglich zwei Stück Obst

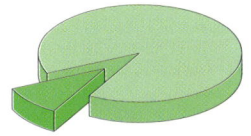

10 %

 wichtige Schutzstoffe

TIP essen Sie täglich zwei Stück Obst

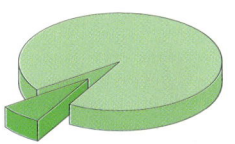

7 %

 besser sind frische Aprikosen

TIP kaufen Sie Konservenfrüchte ohne Zucker-
zusatz und süßen Sie mit Süßstoff

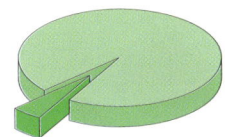

5 %

 viele Ballaststoffe
in großen Mengen kalorienreich

 großer Ballaststoffanteil
erfordert hohe Flüssigkeitszufuhr

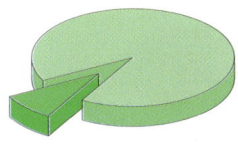

9 %

Obst

	Nährstoffe	kcal	BE

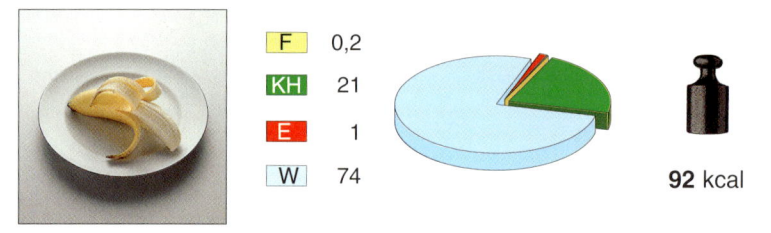

216 100 g (150 g) Banane

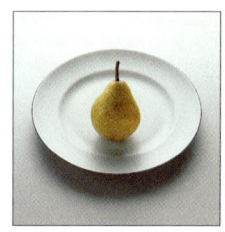

F	0,2
KH	21
E	1
W	74

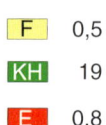 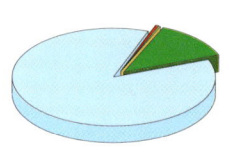 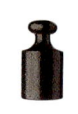 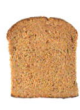

92 kcal **2** BE

217 150 g Birne

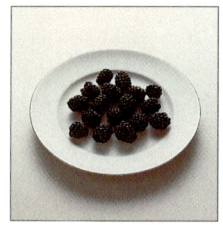

F	0,5
KH	19
E	0,8
W	126

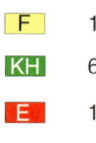 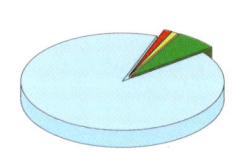 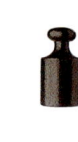 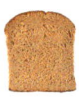

83 kcal **1,5** BE

218 100 g Brombeeren

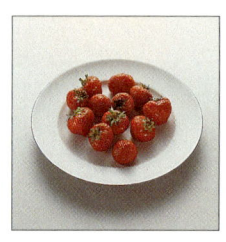

F	1
KH	6
E	1
W	85

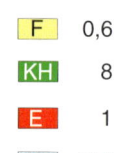 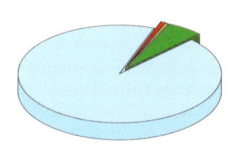 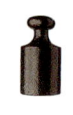 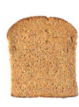

44 kcal **0,5** BE

219 150 g Erdbeeren

F	0,6
KH	8
E	1
W	134

48 kcal **0,5** BE

Tips   **Ballaststoffe**

 wichtige Schutzstoffe

TIP in Scheiben geschnitten auf Brot, evtl. mit Quark

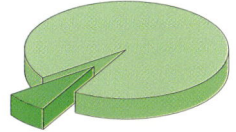

7 %

 wichtige Schutzstoffe

TIP ideal für unterwegs

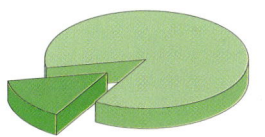

14 %

 viele Ballaststoffe
wichtige Schutzstoffe

TIP auch tiefgefroren ideal

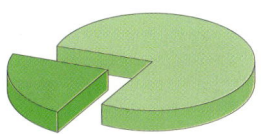

22 %

 wichtige Schutzstoffe

TIP auch tiefgefroren ideal

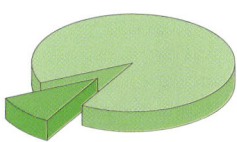

10 %

Obst

| | Nährstoffe | kcal | BE |

220 140 g (200 g) Grapefruit

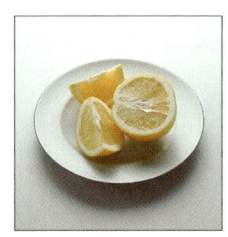

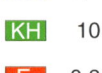 F 0,3

KH 10

E 0,8

W 125

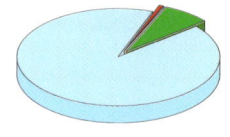

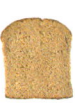

59 kcal   **1** BE

---

221 100 g Heidelbeeren

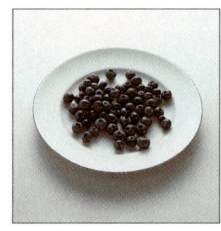

 F 0,6

KH 6

E 0,6

W 85

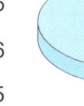

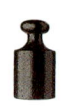

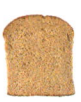

36 kcal   **0,5** BE

---

222 100 g Himbeeren

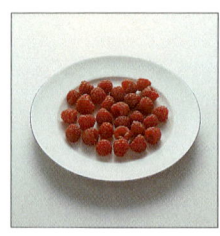

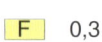 F 0,3

 KH 5

 E 1

W 85

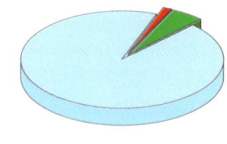

33 kcal   **0,5** BE

---

223 150 g (200 g) Honigmelone

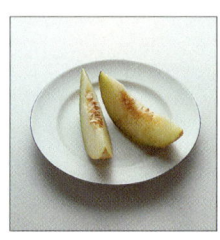

 F 0,2

KH 19

E 1

W 131

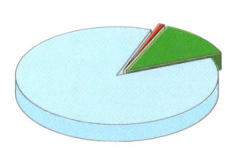

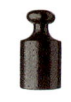

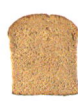

81 kcal   **1,5** BE

Tips	Ballaststoffe

 wichtige Schutzstoffe

TIP essen Sie täglich zwei Stück Obst

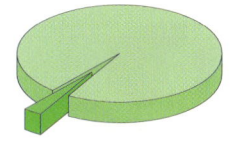

3 %

 viele Ballaststoffe
wichtige Schutzstoffe

TIP auch tiefgefroren ideal

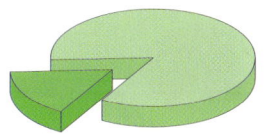

16 %

 viele Ballaststoffe
wichtige Schutzstoffe

TIP auch tiefgefroren ideal

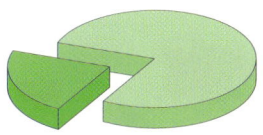

22 %

 wichtige Schutzstoffe

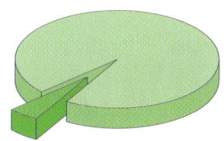

5 %

Nährstoffe	kcal	BE

224 100 g Johannisbeeren

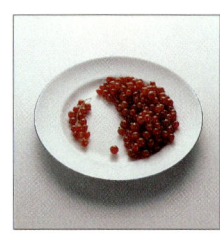

F	0,2
KH	5
E	1
W	85

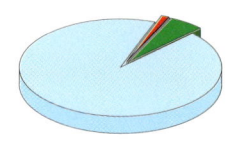

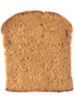

34 kcal   **0,5** BE

225 150 g Kirschen, süß

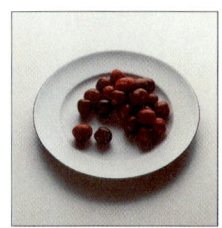

F	0,5
KH	21
E	1
W	124

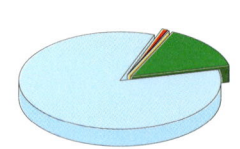

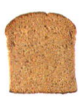

95 kcal   **2** BE

226 150 g Sauerkirschen (Konserve)

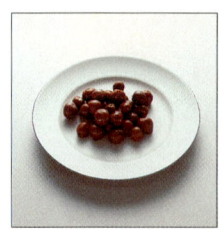

F	0,3
KH	29
E	1
W	118

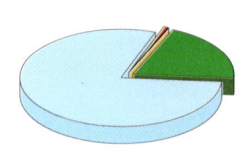

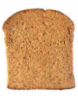

125 kcal   **2,5** BE

227 100 g Kiwi

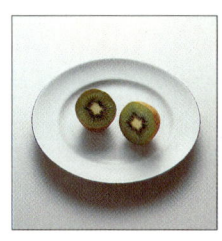

F	0,6
KH	9
E	1
W	84

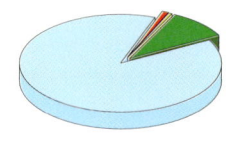

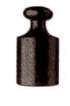
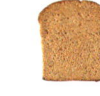

51 kcal   **1** BE

Tips   **Ballaststoffe**

 viele Ballaststoffe
wichtige Schutzstoffe

 nur 40g schwarze Johannisbeeren decken
den Tagesbedarf an Vitamin C

TIP auch tiefgefroren ideal

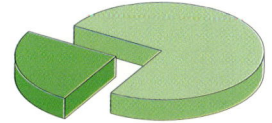

25 %

 wichtige Schutzstoffe

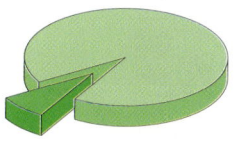

8 %

 günstiger sind frische Kirschen

TIP kaufen Sie Konservenfrüchte ohne Zucker-
zusatz und süßen Sie mit Süßstoff

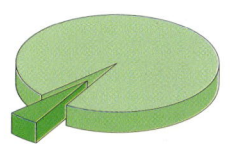

5 %

 wichtige Schutzstoffe

 eine Kiwi deckt den Tagesbedarf an Vitamin C

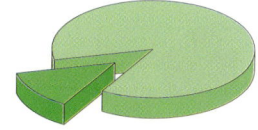

13 %

Obst

	Nährstoffe	kcal	BE

228 40 g (70 g) Mandarine

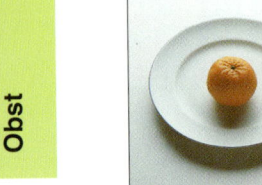

F	0,1
KH	4
E	0,3
W	35

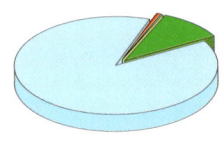

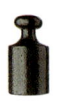 

18 kcal   **0,5** BE

229 150 g Nektarine

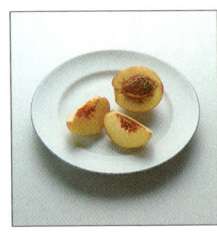

F	0,2
KH	14
E	2
W	130

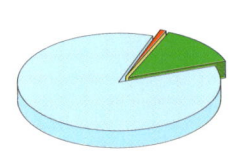

 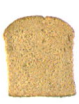

63 kcal   **1** BE

230 150 g Pfirsich

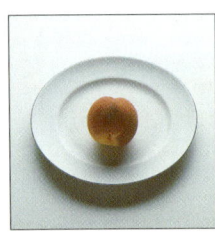

F	0,2
KH	13
E	1
W	131

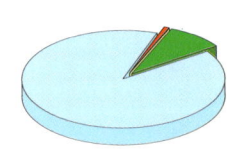

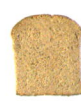

63 kcal   **1** BE

231 150 g Pflaumen

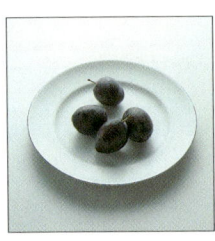

F	0,3
KH	15
E	0,9
W	126

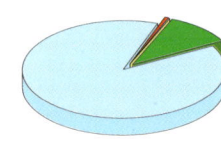

 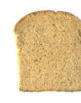

74 kcal   **1,5** BE

Tips   **Ballaststoffe**

 wichtige Schutzstoffe

TIP ideal für unterwegs
essen Sie täglich zwei Stück Obst

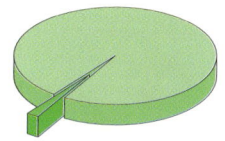

2 %

 wichtige Schutzstoffe

TIP essen Sie täglich zwei Stück Obst

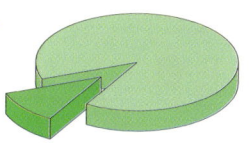

11 %

 wichtige Schutzstoffe

TIP essen Sie täglich zwei Stück Obst

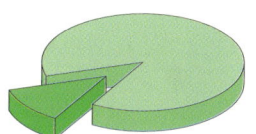

12 %

 wichtige Schutzstoffe

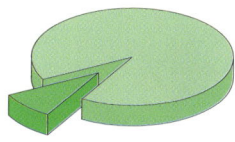

9 %

Obst

	Nährstoffe	kcal	BE

232 25 g Backobst

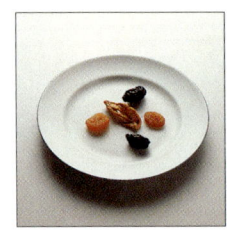

F	0,2
KH	14
E	0,7
W	6

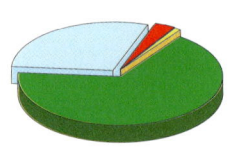

63 kcal **1** BE

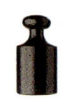 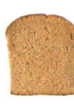

233 15 g Feige, getrocknet

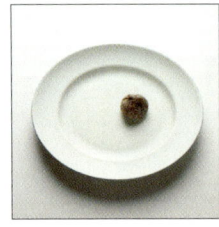

F	0,2
KH	8
E	0,6
W	5

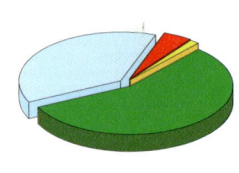

36 kcal **0,5** BE

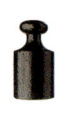 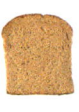

234 8 g Pflaume, getrocknet

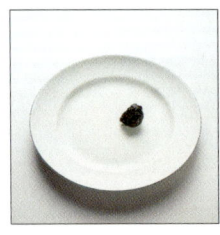

F	0
KH	4
E	0,1
W	1

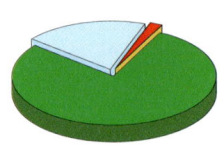

17 kcal **0,5** BE

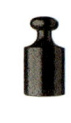 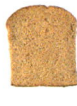

235 25 g Rosinen

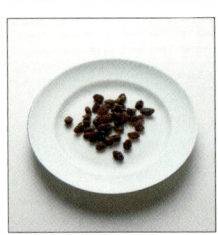

F	0,2
KH	16
E	0,6
W	4

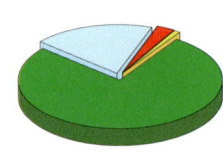

70 kcal **1,5** BE

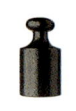 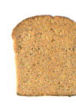

viel Ballaststoffe

 in großen Mengen kalorienreich

großer Ballaststoffanteil erfordert hohe Flüssigkeitszufuhr

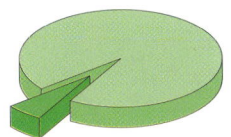

6 %

---

 viel Ballaststoffe

 großer Ballaststoffanteil erfordert hohe Flüssigkeitszufuhr

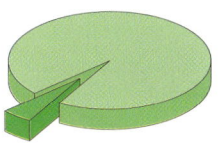

5 %

---

 viel Ballaststoffe

 großer Ballaststoffanteil erfordert hohe Flüssigkeitszufuhr

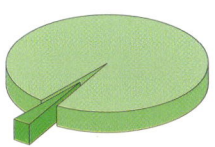

3 %

---

 in großen Mengen kalorienreich

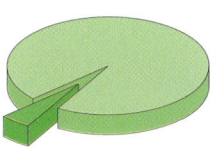

5 %

Obst

	Nährstoffe	kcal	BE

236 150 g Fruchtcocktail (Konserve)

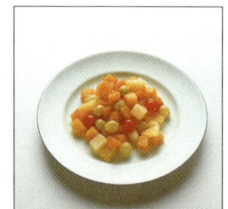

F	0
KH	22
E	1
W	122

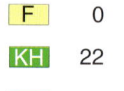

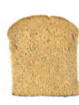

93 kcal   **2** BE

237 150 g Rhabarber (Kompott, ohne Zucker)

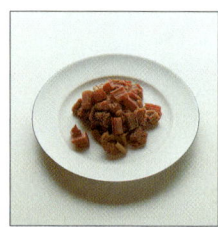

F	0,2
KH	2
E	0,9
W	141

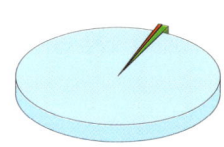

19 kcal   **0** BE

238 150 g Stachelbeeren (Konserve)

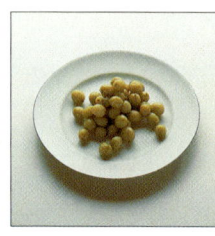

F	0,2
KH	30
E	0,8
W	112

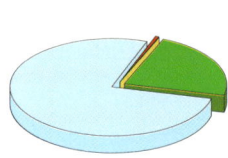

122 kcal   **3** BE

besser ist frisches oder tiefgefrorenes Obst

TIP kaufen Sie Konservenfrüchte ohne Zucker-
zusatz und süßen Sie mit Süßstoff

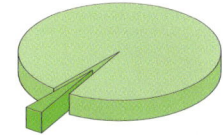

3 %

 wichtige Schutzstoffe

TIP süßen Sie mit Süßstoff statt mit Zucker

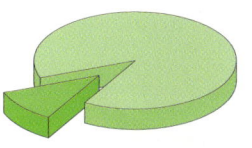

11 %

 viele Ballaststoffe
wichtige Schutzstoffe

TIP auch tiefgefroren ideal

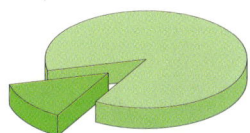

13 %

Obst

	Nährstoffe	kcal	BE

239 100 g Mango

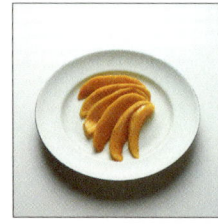

F 0,5
KH 13
E 0,6
W 82

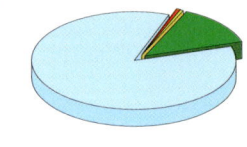 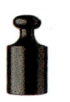 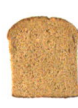

58 kcal **1** BE

240 150 g (280 g) Wassermelone

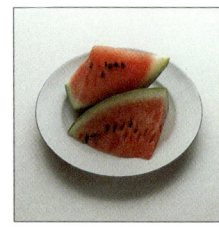

F 0,3
KH 12
E 0,9
W 140

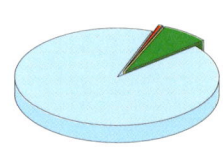 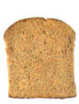

53 kcal **1** BE

241 150 g Weintrauben

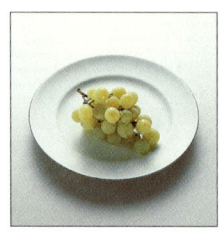

F 0,5
KH 23
E 1
W 122

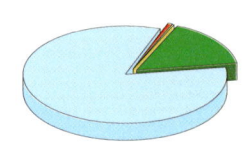

105 kcal **2** BE

242 5 ml Zitronensaft

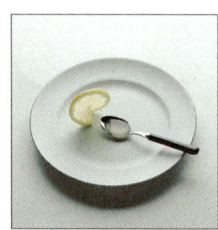

F 0
KH 0,4
E 0
W 5

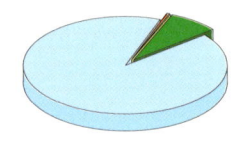 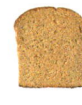

2 kcal **0** BE

Tips   **Ballaststoffe**

 wichtige Schutzstoffe

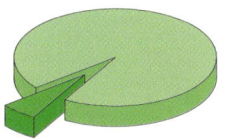

6 %

 wichtige Schutzstoffe

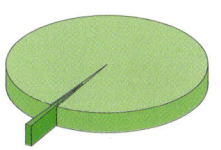

1 %

 wichtige Schutzstoffe
 in großen Mengen kalorienreich

4 %

 wichtige Schutzstoffe

TIP mit Mineralwasser gemischt ein guter Durstlöscher

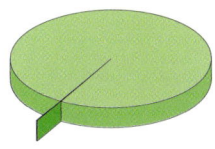

0 %

Nüsse

Nährstoffe	kcal	BE

243 30 g Walnüsse

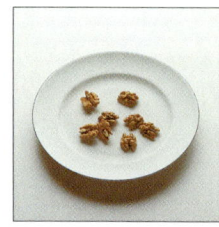

F	19
KH	4
E	4
W	1

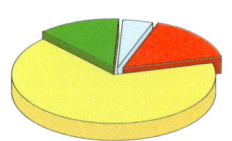 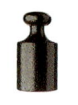 

201 kcal **0** BE

244 30 g Studentenfutter

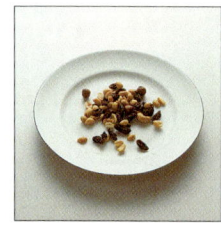

F	11
KH	9
E	7
W	3

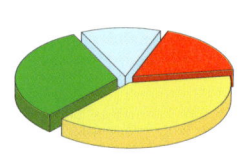 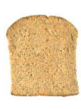

152 kcal **0,5** BE

245 30 g Erdnüsse, geröstet, gesalzen

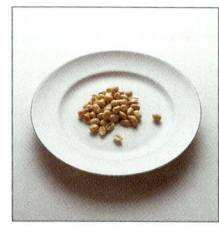

F	16
KH	2
E	7
W	1

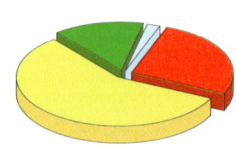 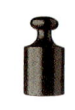 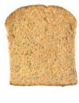

181 kcal **0** BE

246 25 g Cashewnüsse

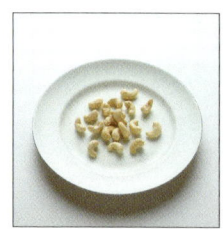

F	11
KH	8
E	4
W	1

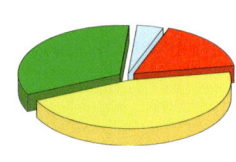 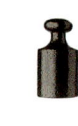 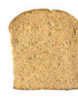

143 kcal **0** BE

Tips   Ballaststoffe

 reich an hochwertigen pflanzlichen Fetten
viele Ballaststoffe

 viel Fett = ↑ kcal

TIP bei kleiner Menge bleiben

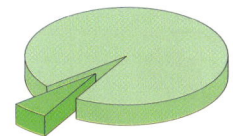

6 %

 reich an hochwertigen pflanzlichen Fetten
viele Ballaststoffe

 viel Fett = ↑ kcal

TIP bei kleiner Menge bleiben

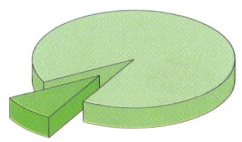

9 %

 reich an hochwertigen pflanzlichen Fetten
viele Ballaststoffe

 viel Fett = ↑ kcal

 günstiger sind naturverpackte ungesalzene
Erdnüsse

TIP bei kleiner Menge bleiben

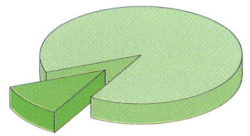

11 %

 reich an hochwertigen pflanzlichen Fetten
viele Ballaststoffe

 viel Fett = ↑ kcal

TIP bei kleiner Menge bleiben

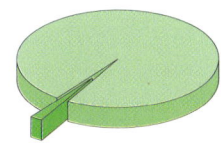

2 %

Nüsse

	Nährstoffe	kcal	BE

247 30 g Haselnüsse

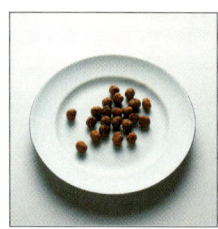

F	19
KH	3
E	4
W	2

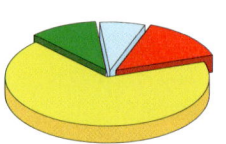

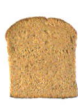

194 kcal **0** BE

248 25 g Mandeln

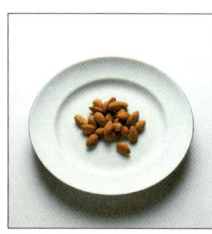

F	14
KH	1
E	5
W	1

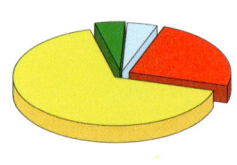

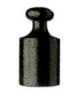

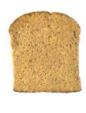

144 kcal **0** BE

reich an hochwertigen pflanzlichen Fetten
viele Ballaststoffe

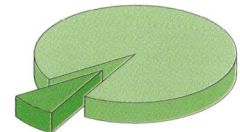

viel Fett = ↑ kcal

TIP bei kleiner Menge bleiben

8 %

 reich an hochwertigen pflanzlichen Fetten
viele Ballaststoffe

 viel Fett = ↑ kcal

TIP bei kleiner Menge bleiben

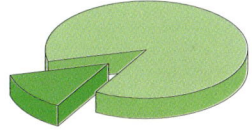

13 %

Knabbereien

	Nährstoffe	kcal	BE

249 15 g Salzstangen

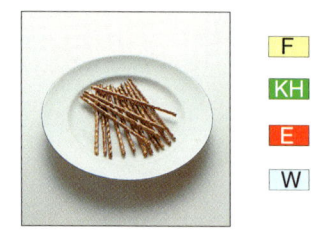
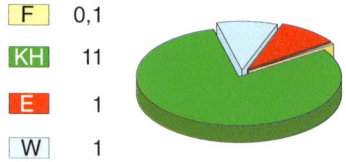
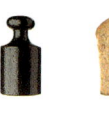
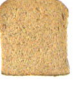

F   0,1
KH   11
E   1
W   1

53 kcal   **1** BE

250 20 g Kräcker

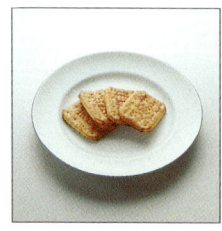
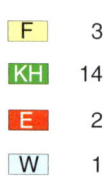
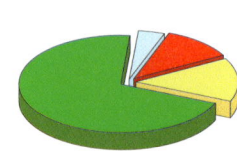
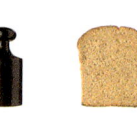

F   3
KH   14
E   2
W   1

90 kcal   **1** BE

251 10 g Kartoffelchips

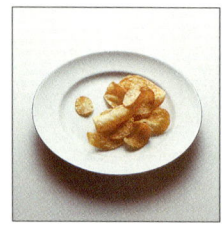
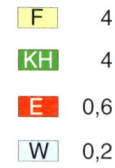
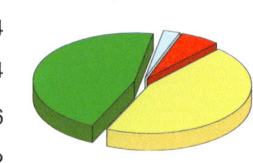
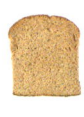

F   4
KH   4
E   0,6
W   0,2

54 kcal   **0,5** BE

252 25 g Erdnussflips

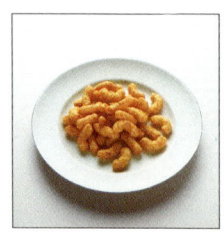
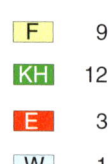
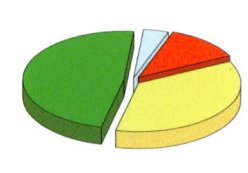
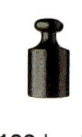
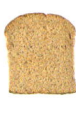

F   9
KH   12
E   3
W   1

133 kcal   **1** BE

Tips

 machen durstig

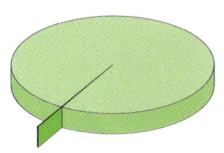

0 %

enthalten versteckte Fette
günstiger sind Salzstangen oder Popcorn

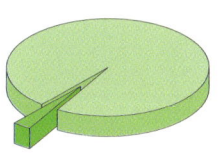

3 %

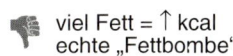 viel Fett = ↑ kcal
echte „Fettbombe"

günstiger sind Salzstangen oder Popkorn

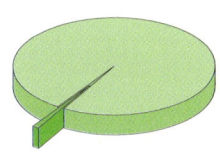

1 %

viel Fett = ↑ kcal
echte „Fettbombe"

 günstiger sind Salzstangen oder Popkorn

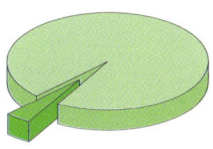

4 %

Nährstoffe	kcal	BE

253 40 g Popcorn

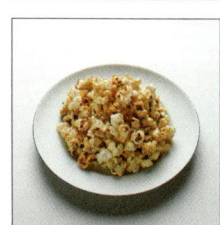

F	2
KH	27
E	5
W	2

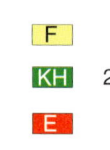

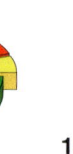

147 kcal

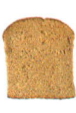

2,5 BE

Tips

 ballaststoffreich

TIP im Kochtopf leicht selbst herzustellen; sie können selbst bestimmen, ob Zucker, Salz oder Öl dazu soll

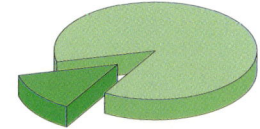

13 %

Kekse

	Nährstoffe	kcal	BE

254 15 g Keks (Spritzgebäck)

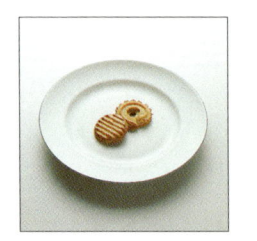

F	4
KH	8
E	1
W	2

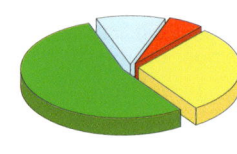
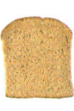

77 kcal   **0,5** BE

255 15 g Keks mit Schokolade

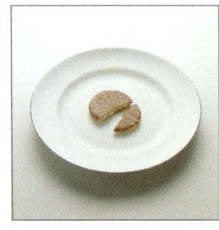

F	3
KH	10
E	1
W	0,4

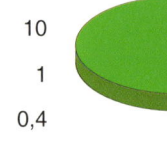
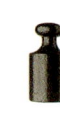
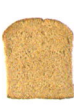

75 kcal   **1** BE

256 15 g Keks (Vollkorn)

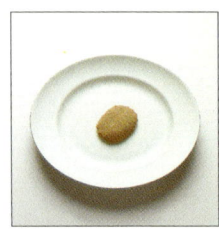

F	3
KH	7
E	2
W	2

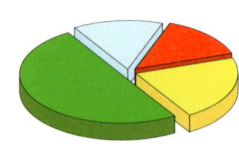
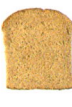

62 kcal   **0,5** BE

257 15 g Butterkeks

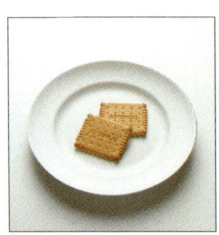

F	2
KH	11
E	1
W	0,3

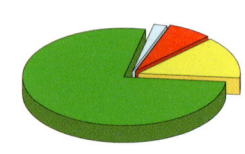
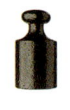
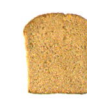

64 kcal   **1** BE

Kekse

 versteckte Fette = ↑ kcal

 besser sind Vollkornkekse, Obst oder Joghurt als Zwischenmahlzeit

TIP Gebäck mit der Angabe „pflanzliche Fette, z.T. gehärtet" auf der Zutatenliste eher selten verzehren

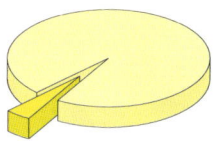

4 %

2 % Ballaststoffe

---

 versteckte Fette = ↑ kcal

 besser sind Vollkornkekse, Butterkeks, Obst oder Joghurt als Zwischenmahlzeit

TIP Gebäck mit der Angabe „pflanzliche Fette, z.T. gehärtet" auf der Zutatenliste eher selten verzehren

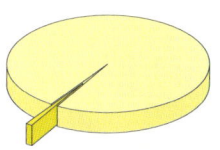

1 %

1 % Ballaststoffe

---

 versteckte Fette = ↑ kcal

TIP Gebäck mit der Angabe „pflanzliche Fette, z.T. gehärtet" auf der Zutatenliste eher selten verzehren

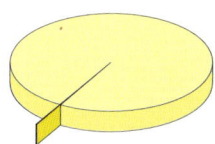

0 %

4 % Ballaststoffe

---

 versteckte Fette = ↑ kcal

TIP Gebäck mit der Angabe „pflanzliche Fette, z.T. gehärtet" auf der Zutatenliste eher selten verzehren

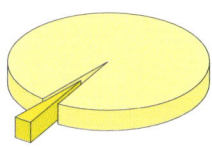

3 %

1 % Ballaststoffe

Kekse

| | Nährstoffe | kcal | BE |

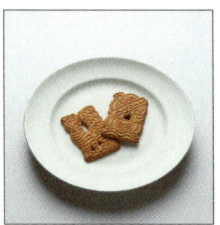

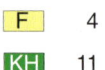 F   4

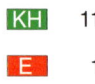 KH   11

E   1

W   3

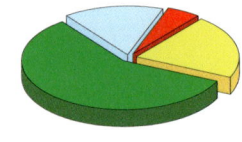

84 kcal   **1** BE

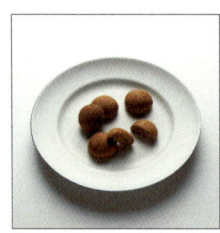

 F   2

 KH   16

E   1

W   5

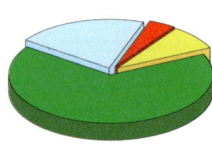

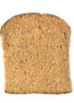

88 kcal   **1,5** BE

Kekse

 versteckte Fette = ↑ kcal

 besser ist Russisch Brot

TIP Gebäck mit der Angabe „pflanzliche Fette, z.T. gehärtet" auf der Zutatenliste eher selten verzehren

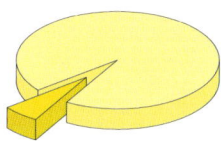

6 %

2 % Ballaststoffe

 versteckte Fette = ↑ kcal

 besser ist Russisch Brot

TIP Gebäck mit der Angabe „pflanzliche Fette, z.T. gehärtet" auf der Zutatenliste eher selten verzehren

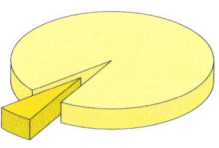

6 %

4 % Ballaststoffe

| | Nährstoffe | kcal | BE |

260 17 g Schokolade (Vollmilch)

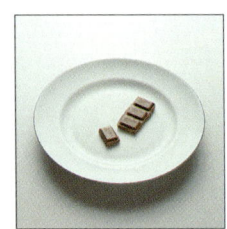

F	5
KH	9
E	2
W	0,2

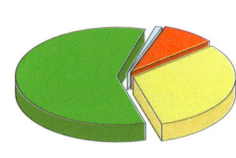

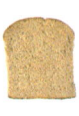

91 kcal   **1** BE

261 17 g Schokolade (weiß)

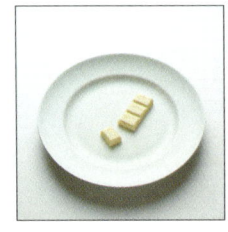

F	5
KH	10
E	1
W	0,1

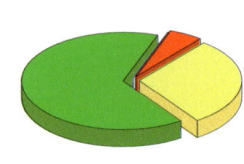

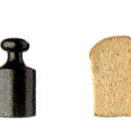

92 kcal   **1** BE

262 10 g Praline

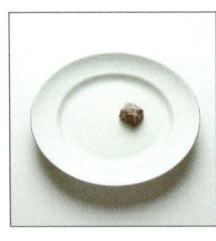

F	0,5
KH	9
E	0,1
W	1

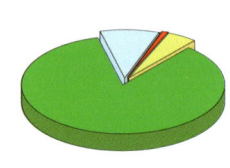

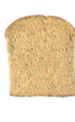

39 kcal   **1** BE

263 10 g Praline (mit Alkohol)

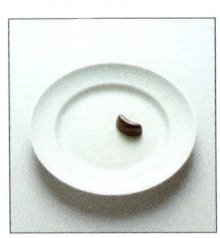

F	0,5
KH	7
E	0,1
W	2

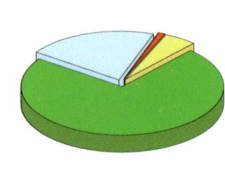

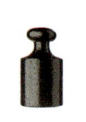
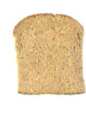

38 kcal   **0,5** BE

versteckte Fette = ↑ kcal

 Für Diätschokolade gilt das Gleiche
Schokolade besteht zu etwa 30% aus Fett
Kakaobutter ist zwar pflanzliches Fett, besteht
aber zur Hälfte aus gesättigten Fettsäuren
günstiger sind reine Süßigkeiten, wie Bonbon,
Weingummi, Lakritze

TIP wer fettarm isst und körperlich aktiv ist, kann
ohne schlechtes Gewissen gelegentlich(!)
Schokolade geniessen

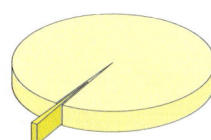

1 %

1 %   Ballaststoffe

---

 versteckte Fette = ↑ kcal

Für Diätschokolade gilt das Gleiche
Schokolade besteht zu etwa 30% aus Fett
Kakaobutter ist zwar pflanzliches Fett, besteht
aber zur Hälfte aus gesättigten Fettsäuren
günstiger sind reine Süßigkeiten, wie Bonbon,
Weingummi, Lakritze

TIP wer fettarm isst und körperlich aktiv ist, kann
ohne schlechtes Gewissen gelegentlich(!)
Schokolade geniessen

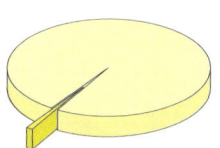

1 %

0 %   Ballaststoffe

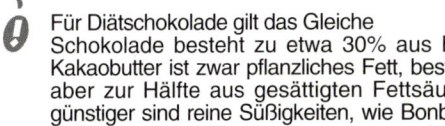

---

 versteckte Fette = ↑ kcal
Pralinen bestehen zu etwa 30% aus Fett

günstiger sind reine Süßigkeiten, wie Bonbon,
Weingummi, Lakritze

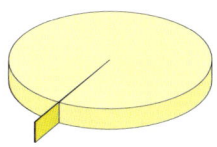

0 %

1 %   Ballaststoffe

---

günstiger sind reine Süßigkeiten, wie Bonbon,
Weingummi, Lakritze

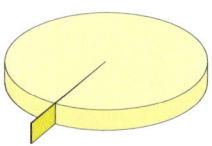

0 %

1 %   Ballaststoffe

Süßwaren

| | | Nährstoffe | kcal | BE |

264   25 g Marzipan

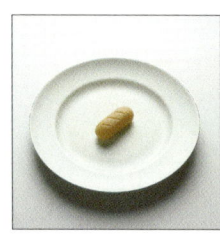

F	6
KH	14
E	2
W	2

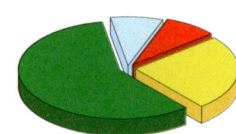
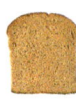

122 kcal   **1** BE

265   10 g Bonbon (Hartkaramelle)

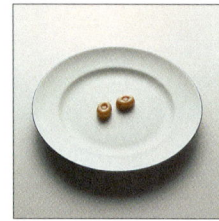

F	0
KH	9
E	0
W	0,3

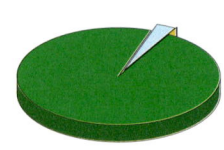
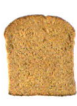

37 kcal   **1** BE

266   70 g Gummibärchen

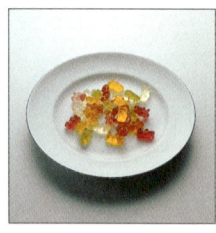

F	0,2
KH	53
E	4
W	13

230 kcal   **4,5** BE

267   17 g Lakritze

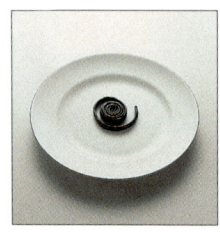

F	0,2
KH	15
E	1
W	1

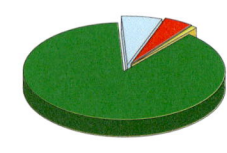
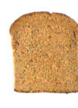

66 kcal   **1** BE

versteckte Fette = ↑ kcal

 günstiger sind reine Süßigkeiten, wie Bonbon, Weingummi, Lakritze

TIP wer fettarm isst und körperlich aktiv ist, kann ohne schlechtes Gewissen gelegentlich(!) Marzipan geniessen

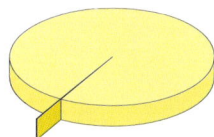

0 %

4 %   Ballaststoffe

---

 leere Kalorien, jedoch besser als „Fettig-keiten", wie z.B. Schokolade

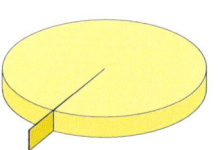

0 %

0 %   Ballaststoffe

 „außer der Reihe" gegessen summieren sich die „leeren" Kalorien, jedoch besser als „Fettigkeiten", wie z.B. Schokolade

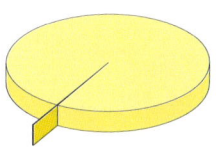

0 %

0 %   Ballaststoffe

---

 leere Kalorien, jedoch besser als „Fettig-keiten", wie z.B. Schokolade

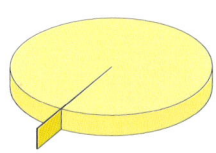

0 %

1 %   Ballaststoffe

Süßwaren

Nährstoffe	kcal	BE

268 100 g Apfelkuchen (Rührteig)

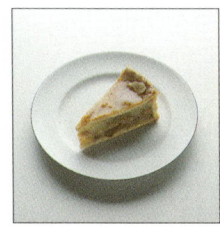

F	9
KH	28
E	3
W	58

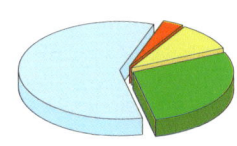

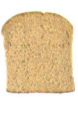

206 kcal   **2,5** BE

269 60 g Berliner/Krapfen

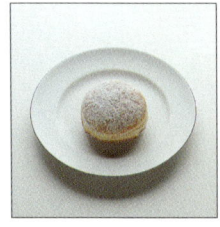

F	7
KH	26
E	5
W	20

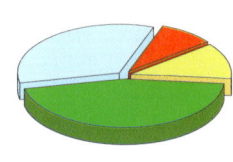

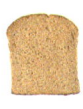

200 kcal   **2** BE

270 60 g Sandkuchen

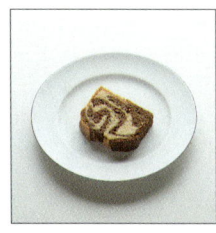

F	12
KH	29
E	2
W	16

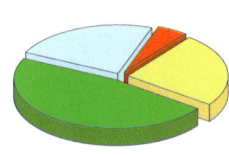

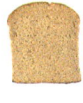

229 kcal   **2,5** BE

271 120 g Schwarzwälder Kirschtorte

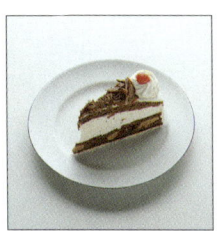

F	16
KH	35
E	4
W	64

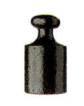

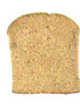

301 kcal   **3** BE

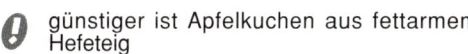 günstiger ist Apfelkuchen aus fettarmem Hefeteig

TIP nehmen Sie weniger Fett und Zucker als im Rezept angegeben
verwenden Sie Vollkornmehl

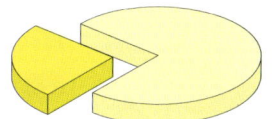

25 %

5 % Ballaststoffe

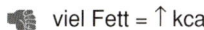 viel Fett = ↑ kcal

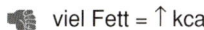 vergleichbar sind andere fettgebackene Back-waren

TIP besser als Blätterteigteilchen

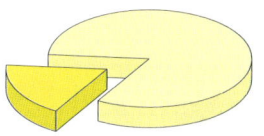

19 %

3 % Ballaststoffe

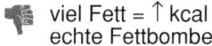 viel Fett = ↑ kcal
echte Fettbombe

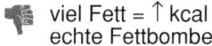 günstiger sind fettarme Teige, wie z.B. Hefe-teig

TIP nehmen Sie weniger Fett und Zucker als im Rezept angegeben
verwenden Sie Vollkornmehl

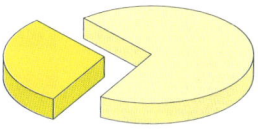

30 %

1 % Ballaststoffe

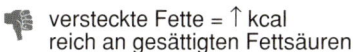 versteckte Fette = ↑ kcal
reich an gesättigten Fettsäuren

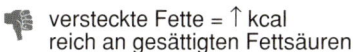 Obstkuchen ist günstiger als Sahnetorte

TIP wer fettarm isst und körperlich aktiv ist, kann ohne schlechtes Gewissen gelegentlich(!) ein Stück Schwarzwälder Kirschtorte ge-niessen

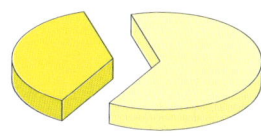

35 %

4 % Ballaststoffe

Gebäck / Kuchen

	Nährstoffe	kcal	BE

272 70 g Butterkuchen

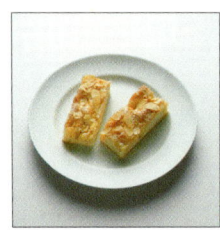

F	12
KH	34
E	4
W	20

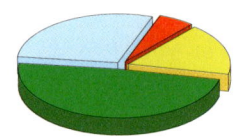

255 kcal   **3** BE

273 120 g Käse-Sahne-Torte

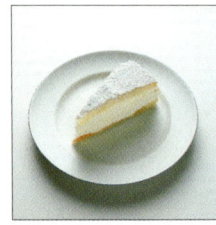

F	14
KH	34
E	10
W	61

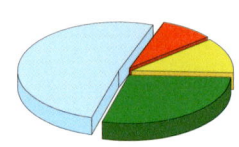

298 kcal   **3** BE

274 120 g Pflaumenkuchen

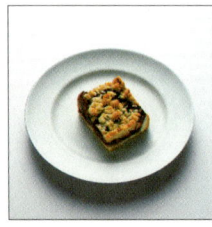

F	5
KH	35
E	5
W	73

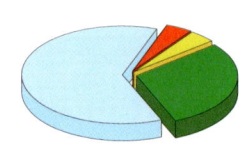

200 kcal   **3** BE

viel Fett = ↑ kcal
reich an gesättigten Fettsäuren

TIP nehmen Sie weniger Fett und Zucker, als im
Rezept angegeben ist
verwenden Sie Vollkornmehl

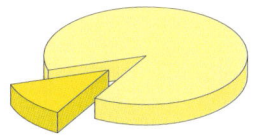

12 %

3 % Ballaststoffe

 günstiger ist Obstkuchen

TIP nehmen Sie weniger Fett und Zucker, als im
Rezept angegeben ist
verwenden Sie Vollkornmehl

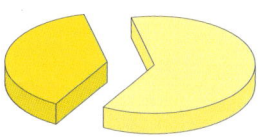

38 %

1 % Ballaststoffe

TIP Hefeteig kann man auch ohne Fett zubereiten
verwenden Sie Vollkornmehl

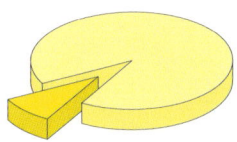

9 %

10 % Ballaststoffe

Süßspeisen

	Nährstoffe	kcal	BE

275 80 g Eiscreme

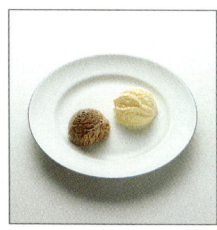

F 3
KH 17
E 4
W 56

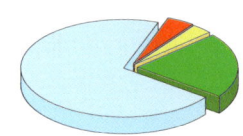

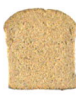

106 kcal   **1,5** BE

276 80 g Fruchteis

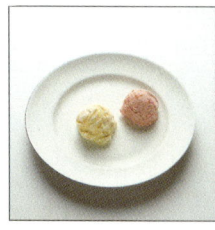

F 1
KH 23
E 1
W 54

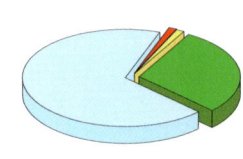

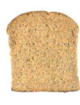

111 kcal   **2** BE

277 20 g Eiswaffel

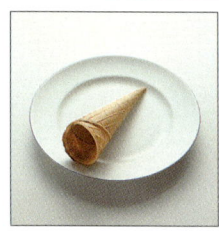

F 1
KH 16
E 2
W 1

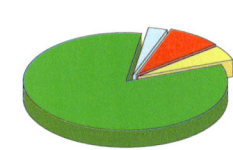

81 kcal   **1,5** BE

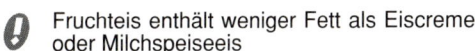

Fruchteis enthält weniger Fett als Eiscreme oder Milchspeiseeis

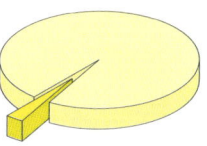

3 %

0 % Ballaststoffe

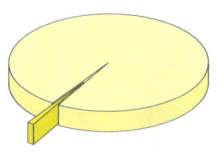

1 %

2 % Ballaststoffe

TIP das gleiche Eis im Becher lässt Sie 81 Kalorien einsparen

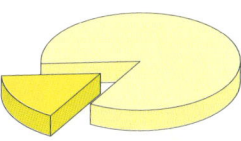

16 %

1 % Ballaststoffe

	Nährstoffe	kcal	BE

278 125 g Vanillepudding

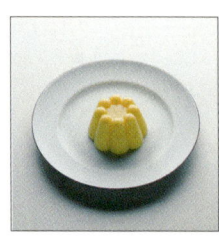

F	4
KH	22
E	4
W	94

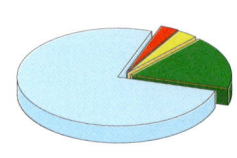
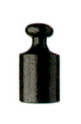
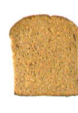

140 kcal   **2** BE

279 125 g Schokoladenpudding

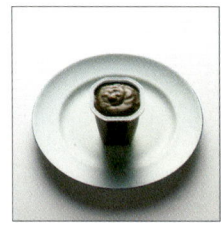

F	5
KH	23
E	4
W	93

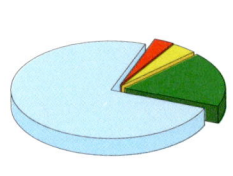
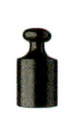
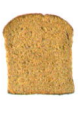

145 kcal   **2** BE

280 125 g Grießpudding

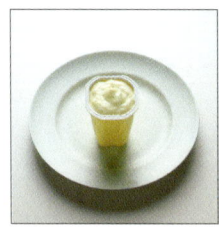

F	5
KH	9
E	3
W	108

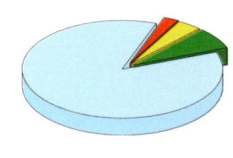
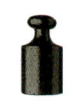
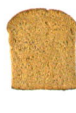

95 kcal   **1** BE

281 125 g Götterspeise

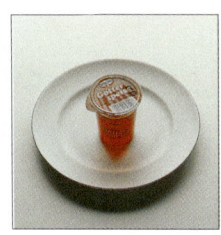

F	0
KH	17
E	2
W	104

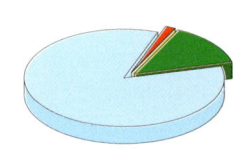
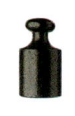
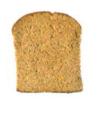

75 kcal   **1,5** BE

Tips	Cholesterin

Ø (Frucht-)Joghurt oder Obst ist für die Verdauung günstiger

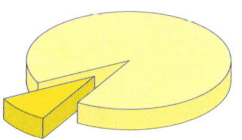

9 %

0 % Ballaststoffe

Ø (Frucht-)Joghurt oder Obst ist für die Verdauung günstiger

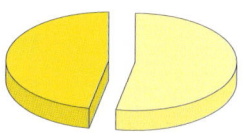

47 %

13 % Ballaststoffe

Ø (Frucht-)Joghurt oder Obst ist für die Verdauung günstiger

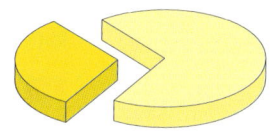

32 %

3 % Ballaststoffe

Ø leere Kalorien
(Frucht-)Joghurt oder Obst ist für die Verdauung günstiger

TIP selbstgekocht und mit Süßstoff zubereitet
kalorienfrei

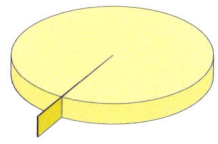

0 %

0 % Ballaststoffe

	Nährstoffe	kcal	BE

282 1 g Süßstoff

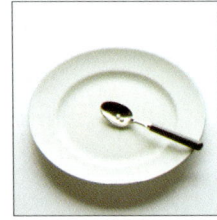

F 0
KH 0
E 0
W 0

keine Nährstoffe

0 kcal **0** BE

---

283 0,5 g Streusüße

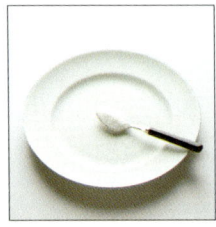

F 0
KH 0,5
E 0
W 0

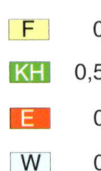 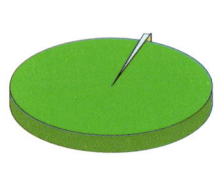

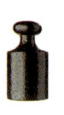 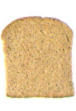

2 kcal **0** BE

---

284 5 g Fruchtzucker

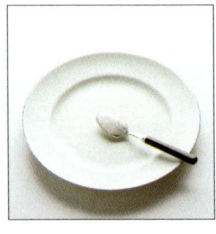

F 0
KH 5
E 0
W 0

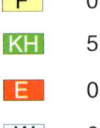 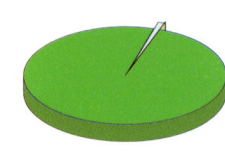

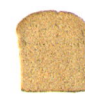

20 kcal **0** BE

---

285 5 g Zucker

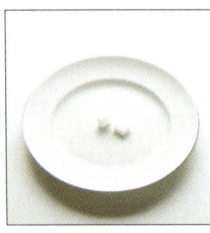

F 0
KH 5
E 0
W 0

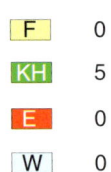 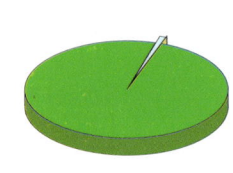

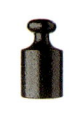 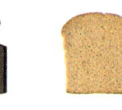

20 kcal **0,5** BE

Tips

 keine Kalorien

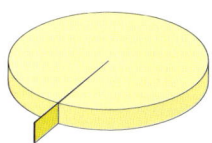

0 %

0 % Ballaststoffe

TIP eignet sich als pracktisch kalorienfreies Süßungsmittel besonders gut für Beeren- früchte

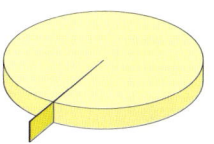

0 %

0 % Ballaststoffe

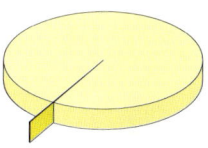 Fruchtzucker und fruchtzuckerhaltige Pro- dukte liefern genauso viele Kalorien wie Haushaltszucker und daraus hergestellte Produkte

0 %

0 % Ballaststoffe

TIP sparsam verwenden, durch Süßstoff ersetzen man kann sich an weniger süßen Geschmack gewöhnen

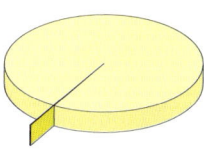

0 %

0 % Ballaststoffe

Getränke

	Nährstoffe	kcal	BE

286 150 ml Kaffee

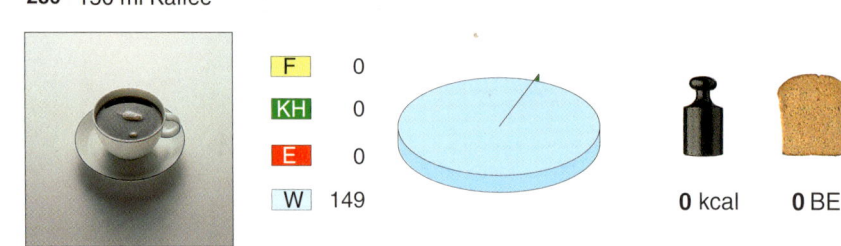

F	0
KH	0
E	0
W	149

0 kcal **0** BE

287 150 ml Tee, schwarz

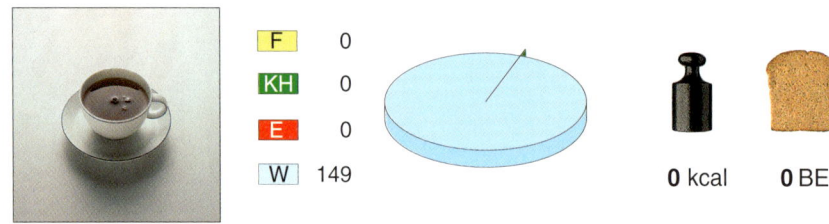

F	0
KH	0
E	0
W	149

0 kcal **0** BE

288 150 ml Cappuccino, ohne Zucker

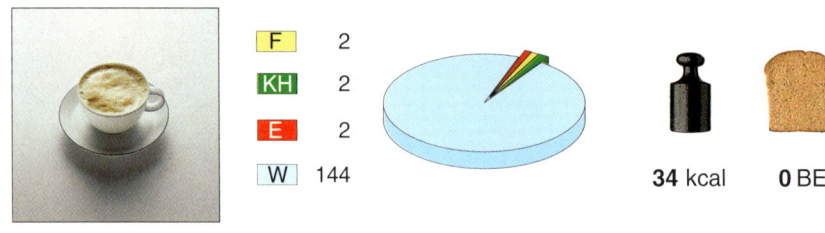

F	2
KH	2
E	2
W	144

34 kcal **0** BE

289 150 ml Kakao

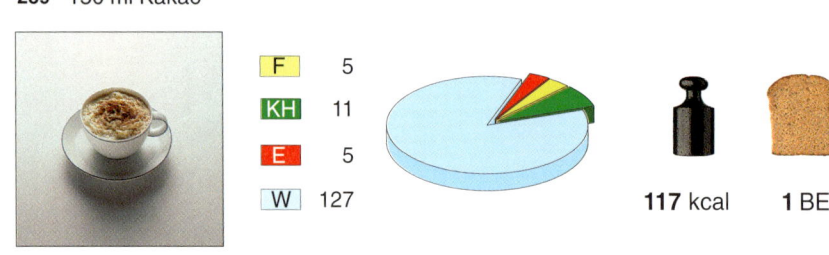

F	5
KH	11
E	5
W	127

117 kcal **1** BE

Tips

Getränke

🖋 Genussmittel

TIP nicht als Durstlöscher konsumieren

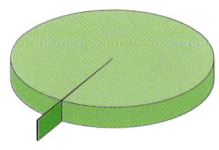

0 %

🖋 Genussmittel, enthält Schutzstoffe, ebenso
grüner Tee
kalorienfreie Durstlöscher sind Leitungs-,
Mineral-, Quellwasser, Kräuter- und Früchte-
tee

TIP nicht als Durstlöscher konsumieren

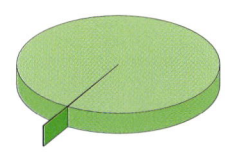

0 %

🖋 enthält Cholesterin und Fett, wenn er mit
Sahne serviert wird

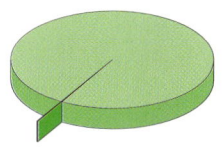

0 %
0 % Cholesterin

🖋 enthält 5 % Cholesterin, durch die Milch

TIP 1,5%ige Milch und/oder entölten Kakao
verwenden

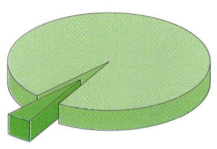

4 %
5 % Cholesterin

207

Getränke

	Nährstoffe	kcal	BE

290 200 ml Apfelsaft

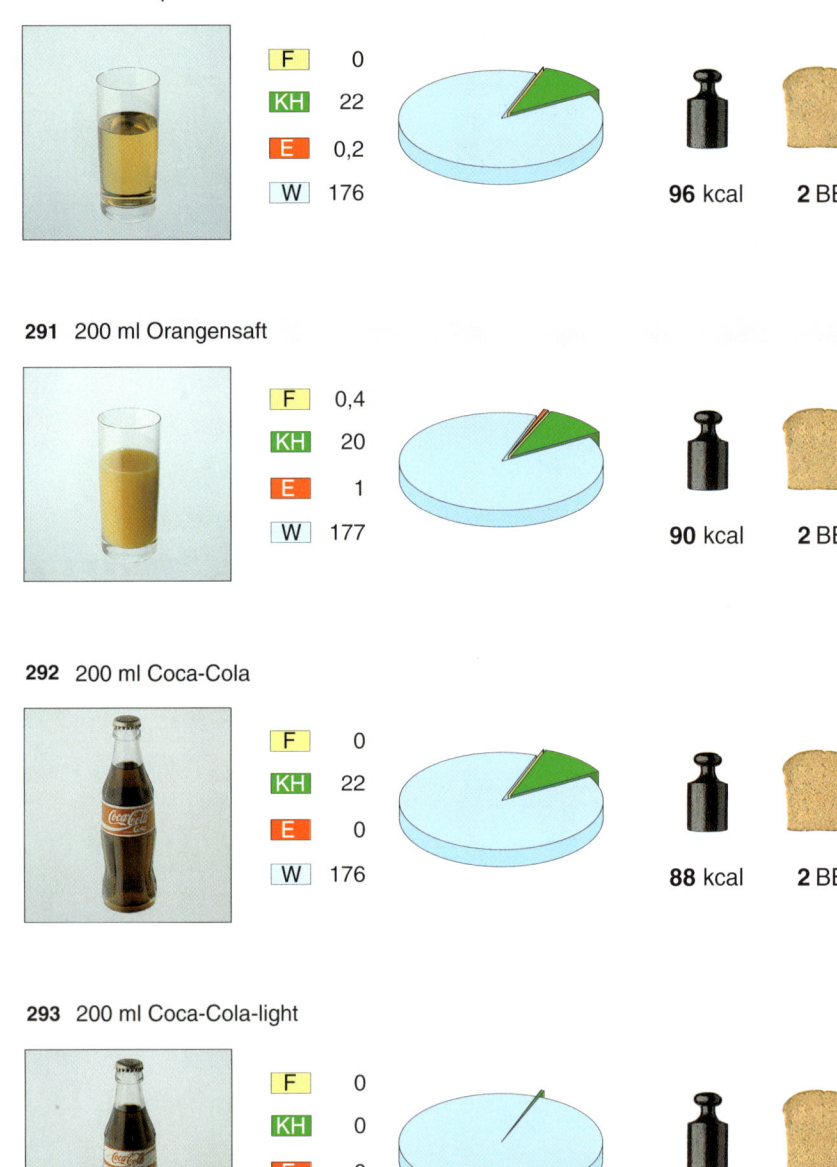

F 0
KH 22
E 0,2
W 176

96 kcal **2** BE

291 200 ml Orangensaft

F 0,4
KH 20
E 1
W 177

90 kcal **2** BE

292 200 ml Coca-Cola

F 0
KH 22
E 0
W 176

88 kcal **2** BE

293 200 ml Coca-Cola-light

F 0
KH 0
E 0
W 200

1 kcal **0** BE

Tips

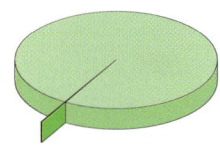

👍 liefert gleichzeitig wertvolle Vitamine und Mineralstoffe

❶ viele Kalorien, aber keine Sättigung

TIP mit Wasser verdünnen als Apfelsaftschorle

0 %

👍 liefert gleichzeitig wertvolle Vitamine und Mineralstoffe

❶ am besten frisch gepreßt
viele Kalorien, aber keine Sättigung

TIP mit Wasser verdünnen als Saftschorle

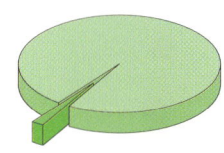

2 %

👎 leere Kalorien
enthält viel Zucker und macht recht durstig

❶ günstiger sind Saftschorle, Wasser oder Tee
Light-Getränke liefern keine Kalorien

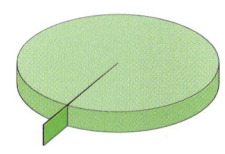

0 %

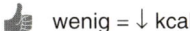 wenig = ↓ kcal

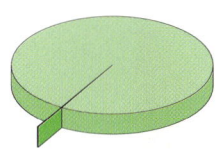

0 %

Getränke

Getränke

294 200 ml Mineralwasser

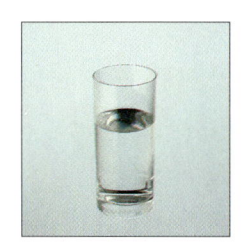

F	0
KH	0
E	0
W	200

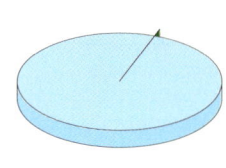

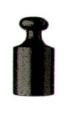 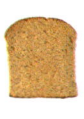

0 kcal   **0** BE

295 200 ml Limonade (Bittergetränk)

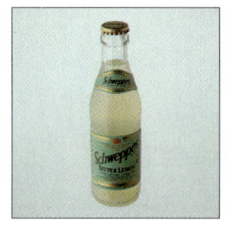

F	0
KH	22
E	0
W	177

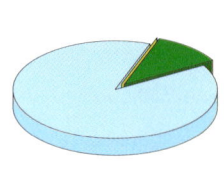

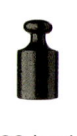 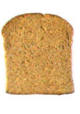

90 kcal   **2** BE

296 200 ml Malzbier

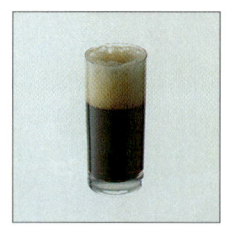

A	2
KH	17
E	1
W	170

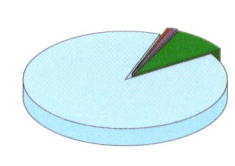

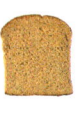

104 kcal   **1,5** BE

297 200 ml Bier

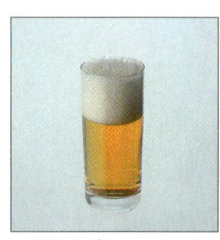

A	8
KH	5
E	1
W	182

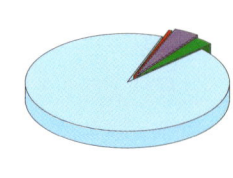

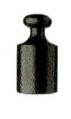 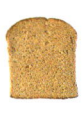

84 kcal   **0** BE

Ballaststoffe

 guter kalorienfreier Durstlöscher

TIP trinken Sie mindestens 2 Liter kalorienfreie
Getränke am Tag

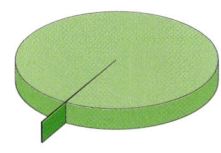

0 %

 enthält viel Zucker und macht recht durstig

TIP Saft ist hochwertiger als Nektar, Saftge-
tränke und Limonaden
Light-Limonaden liefern fast keine Kalorien

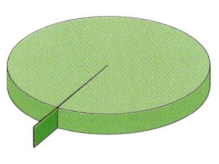

0 %

 viel Zucker = ↑ kcal

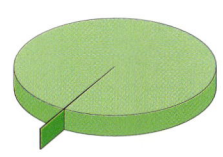 kalorienärmer sind Fruchtsäfte, Saftschorlen,
Wasser, Tee, Gemüsesäfte

0 %

 Alkohol wirkt harntreibend und entwässert
den Körper mit Mineralstoffverlusten
größere Mengen haben schädigende Wirkung

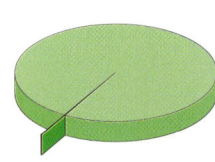 täglich ein Glas zuviel führt nach einem Jahr
zu 3,5 kg Gewichtszunahme

0 %

Getränke

	Nährstoffe	kcal	BE

298 200 ml alkoholfreies Bier

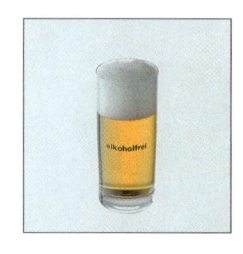

A	0,4
KH	11
E	1
W	184

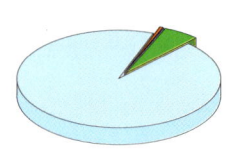 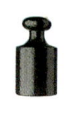 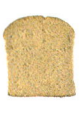

56 kcal   **1** BE

299 200 ml Diätbier

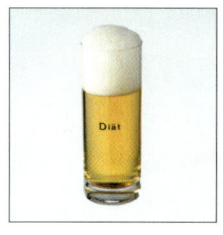

A	6
KH	1
E	0,8
W	190

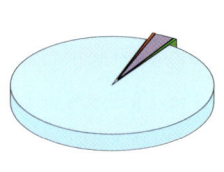 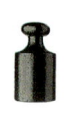 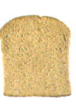

54 kcal   **0** BE

300 200 ml Alster (100 ml Zitronensprudel + 100 ml Pils)

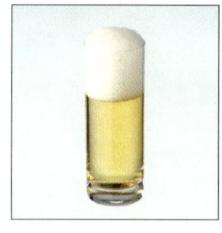

A	4
KH	15
E	6
W	180

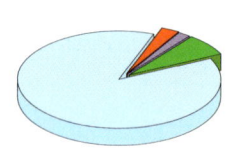 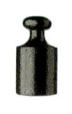 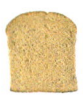

90 kcal   **0** BE

301 200 ml Kölsch

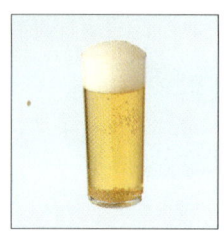

A	10
KH	6
E	0
W	185

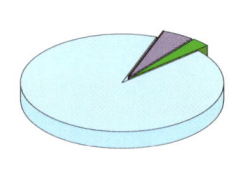 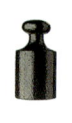 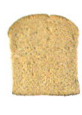

86 kcal   **0** BE

212

Ballaststoffe

 trotzdem Kalorien

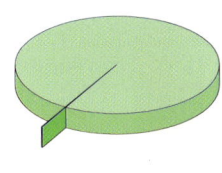

0 %

 enthält weniger Malz, aber nicht weniger
Alkohol!

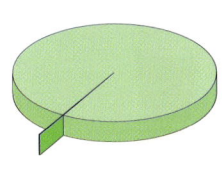

0 %

 kalorienreich

 bei Gewichtsproblemen besser mit kalorien-
reduzierter Limonade mischen

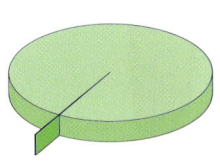

0 %

 kalorienreich

 Altbier ist vergleichbar

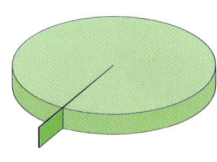

0 %

Alkoholische Getränke

	Nährstoffe	kcal	BE

302 200 ml Altbier

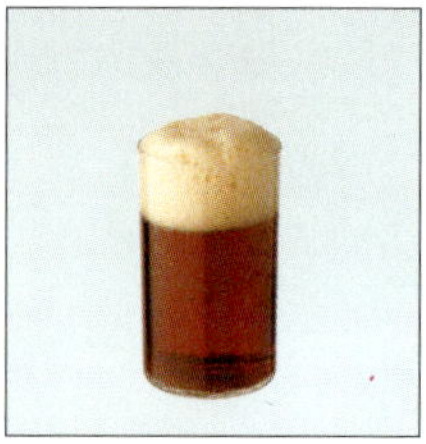

A	10
KH	6
E	1
W	184

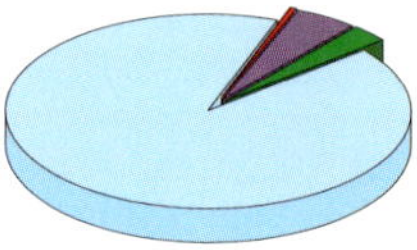

86 kcal   0 BE

303 500 ml Weizenbier

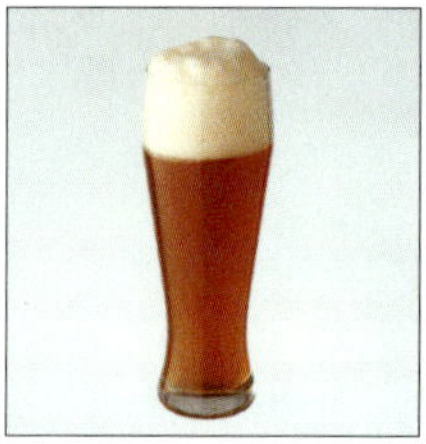

A	18
KH	15
E	1
W	469

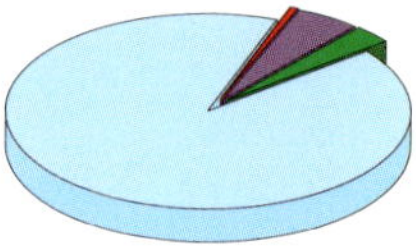

190 kcal   0 BE

304 400 ml Guinness, Starkbier

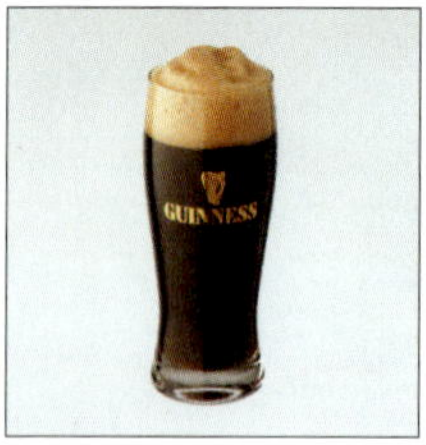

A	22
KH	15
E	2
W	359

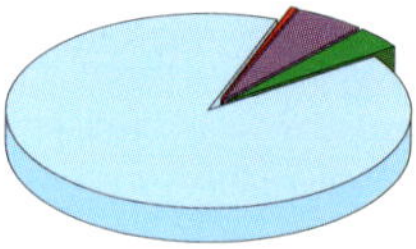

236 kcal   0 BE

305 300 ml Berliner Weiße (300 ml + Sirup)

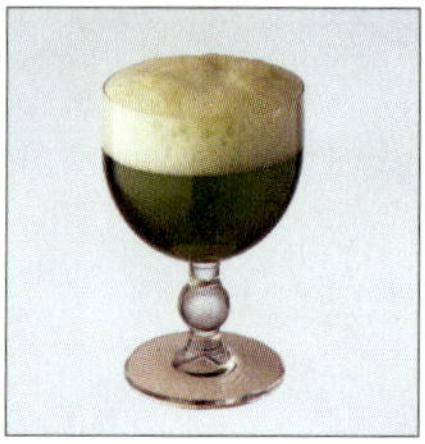

A	12
KH	27
E	2
W	276

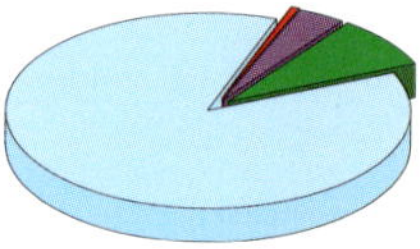

180 kcal   0 BE

Tips	**Ballaststoffe**

 kalorienreich

 Kölsch ist vergleichbar

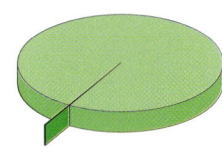

0 %

 ungünstig, da es in großen Mengen serviert wird
günstiger sind Vollbiere

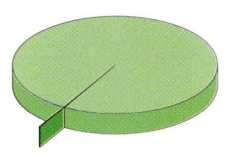

0 %

 viel Alkohol = ↑ kcal

 ungünstig, da es in großen Mengen serviert wird
günstiger sind Vollbiere

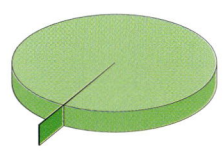

0 %

 kalorienreich

TIP als Durstlöscher lieber Mineralwasser verwenden

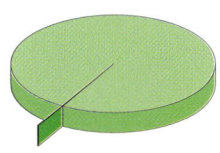

0 %

Alkoholische Getränke

Nährstoffe	kcal	BE

306 100 ml Sekt (trocken)

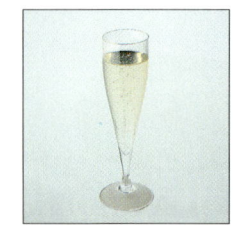

A 10
KH 1,4
E 0,2
W 88

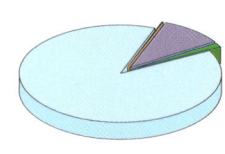
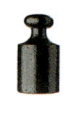
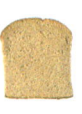

76 kcal **0** BE

307 200 ml Rotwein

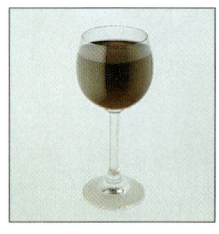

A 20
KH 0,6
E 0,4
W 178

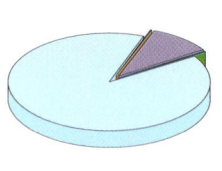
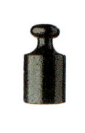
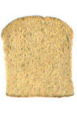

130 kcal **0** BE

308 200 ml Weißwein

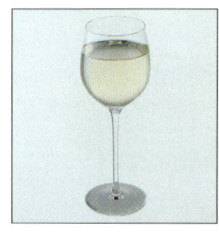

A 19
KH 1
E 0,2
W 174

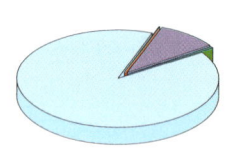
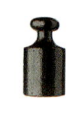
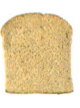

136 kcal **0** BE

309 20 ml Schnaps/Klarer (38 Vol.%)

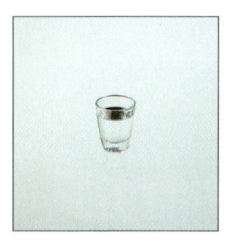

A 6
KH 0
E 0
W 14

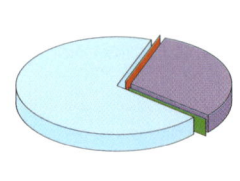
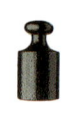
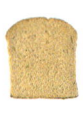

43 kcal **0** BE

Tips **Ballaststoffe**

 bei Gewichtsproblemen auf die Kalorien achten

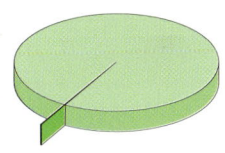

0 %

 ein „Viertel" am Tag kann vor Gefäßerkran-
kungen schützen

 große Mengen haben schädigende Wirkung

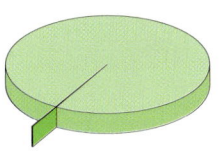

0 %

 große Mengen haben schädigende Wirkung

 bei Gewichtsproblemen auf die Kalorien achten

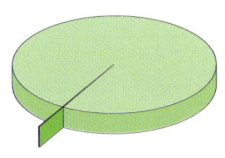

0 %

 viel Alkohol = ↑ kcal

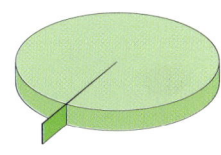 sich der bekannten schädigenden Wirkung
bewusst bleiben

0 %

Alkoholische Getränke

| | Nährstoffe | kcal | BE |

310 50 ml Sherry (medium)

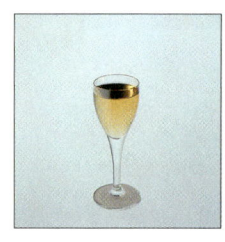

A	7
KH	2
E	0
W	40

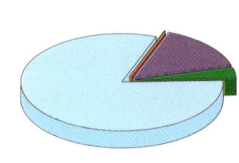

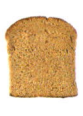

59 kcal   **0** BE

311 50 ml Wermut dry

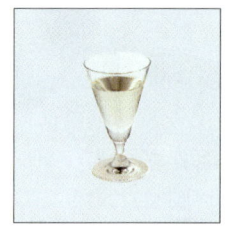

A	7
KH	3
E	0,1
W	40

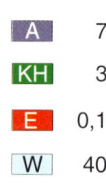
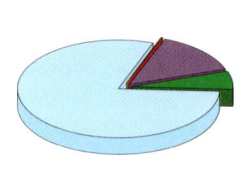
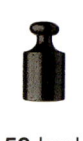
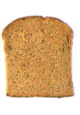

59 kcal   **0** BE

312 20 ml Weinbrand/Brandy

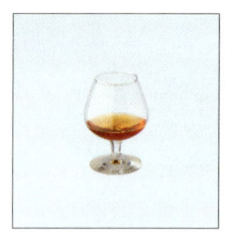

A	7
KH	0
E	0
W	13

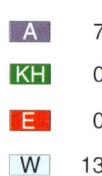
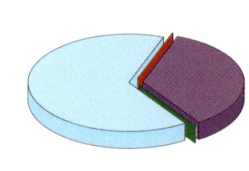
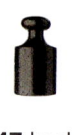
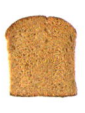

47 kcal   **0** BE

313 20 ml Magenbitter/Fernet Branca

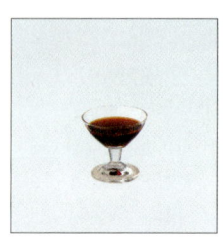

A	5
KH	3
E	0
W	12

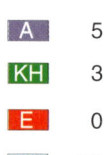
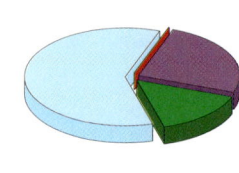
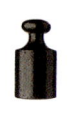
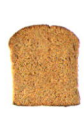

47 kcal   **0** BE

Tips

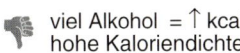 viel Alkohol = ↑ kcal
hohe Kaloriendichte

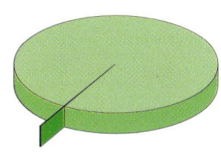

0 %

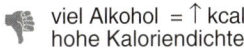 viel Alkohol = ↑ kcal
hohe Kaloriendichte

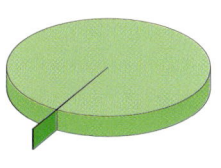

0 %

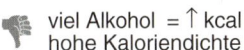 viel Alkohol = ↑ kcal
hohe Kaloriendichte

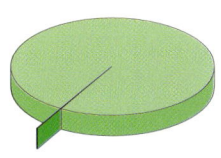

0 %

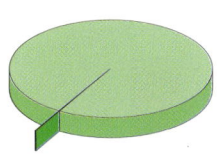 viel Alkohol = ↑ kcal
hohe Kaloriendichte

0 %

Alkoholische Getränke

	Nährstoffe	kcal	BE

314 20 ml Sahnelikör

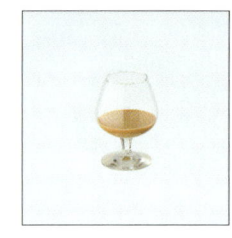

A	3
KH	4
E	0,6
W	10

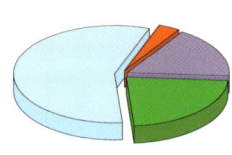

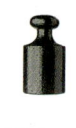 **78** kcal

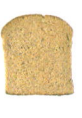 **0** BE

315 20 ml Whisky

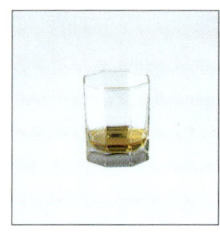

A	7
KH	0
E	0
W	17

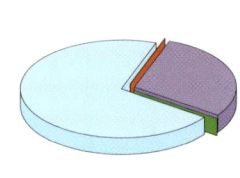

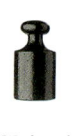 **49** kcal

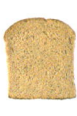 **0** BE

316 240 ml Gin-Tonic (40 ml Gin + 200 ml Tonic)

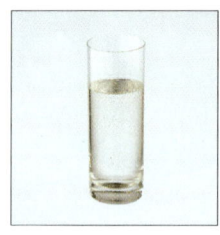

A	16
KH	14
E	0
W	210

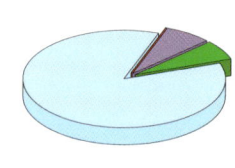

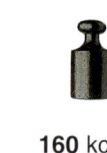 **160** kcal

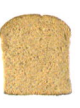 **0** BE

317 240 ml Campari-Soda (40 ml Campari + 200 ml Soda)

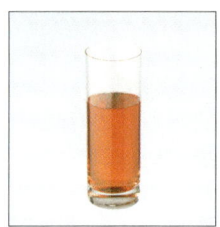

A	8
KH	10
E	0
W	226

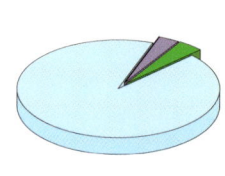

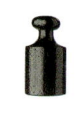 **100** kcal

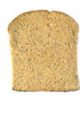 **0** BE

Tips

 viel Alkohol = ↑ kcal
hohe Kaloriendichte

TIP nicht zu häufig trinken, auf die Menge achten,
da Kalorienbombe

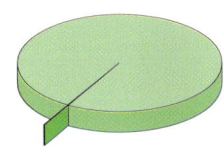

0 %

 viel Alkohol = ↑ kcal
hohe Kaloriendichte

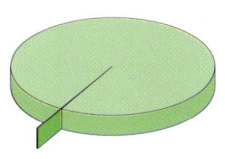

0 %

 viel Alkohol = ↑ kcal
hohe Kaloriendichte

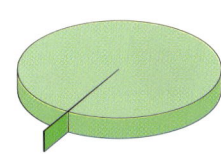

0 %

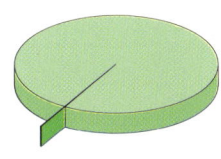 viel Alkohol = ↑ kcal
hohe Kaloriendichte

0 %

**Alkoholische
Getränke**

Alkoholische Getränke

Nährstoffe   kcal   BE

318 240 ml Campari-Orange (40 ml Campari + 200 ml O-Saft)

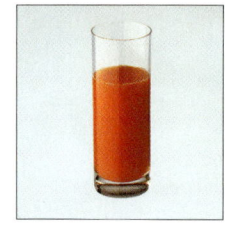

A	8
KH	30
E	1
W	203

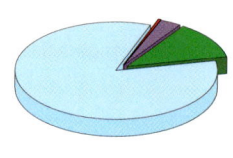

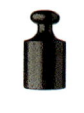 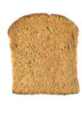

190 kcal   **0** BE

319 240 ml Wodka-Lemon (40 ml Wodka + 200 ml Lemon)

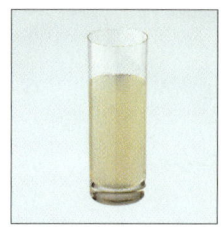

A	12
KH	23
E	0
W	134

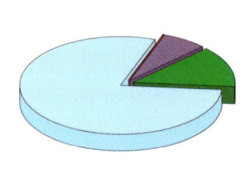

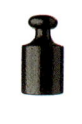 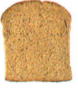

175 kcal   **0** BE

320 160 ml Irish Coffee (120 ml Kaffee + 40 ml Weinbrand)

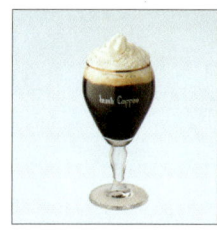

A	13
KH	1
E	0
W	145

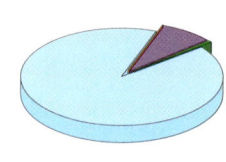

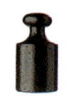 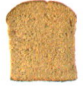

96 kcal   **0** BE

Tips

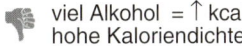 viel Alkohol = ↑ kcal
hohe Kaloriendichte

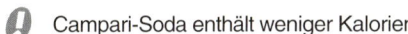 Campari-Soda enthält weniger Kalorien

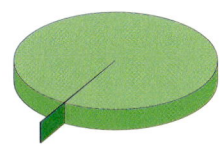

0 %

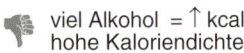 viel Alkohol = ↑ kcal
hohe Kaloriendichte

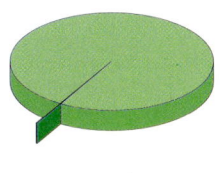

0 %

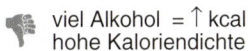 viel Alkohol = ↑ kcal
hohe Kaloriendichte

enthält Fett und Cholesterin durch die Sahne

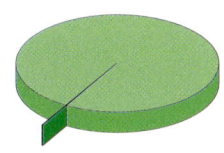

0 %

Alkoholische Getränke

223

Fallbeispiele

vorher

Mahlzeit	Kcal	Fett (g)	Chol. (%)	Ballast (%)
Frühstück				
2 Brötchen à 45	232	1	0	8
20 g Butter	150	16	16	0
30 g Gouda 45 % i. Tr.	110	9	11	0
25 g Mortadella	86	8	5	0
20 g Erdbeerkonfitüre	47	0	0	0
1 Ei	100	7	86	0
160 ml Tassen Kaffee	0	0	0	0
10 g Kaffeesahne	12	1	1	0
	737	**42**	**119**	**8**
Mittagessen				
1 Rostbratwurst à 100 g	260	23	24	0
200 g Kartoffelpüree	132	3	3	11
150 g Sauerkraut	15	0	0	18
20 g Butter (Zubereitung)	150	16	16	0
1 Vanillepudding à 125 g	140	4	9	0
200 ml Coca-Cola	88	0	0	0
	785	**46**	**52**	**29**
Abendessen				
2 Scheiben Graubrot	200	1	0	16
20 g Butter	150	16	16	0
40 g Streichmettwurst	161	15	9	0
30 g Camembert 60 % Fett i. Tr.	113	10	9	0
2 Gewürzgurken	14	0	0	0
200 ml Bier	84	0	0	0
	722	**42**	**34**	**16**
Gesamt	**2244**	**130**	**205**	**53**

Energie (%)	118
Fett (%)	200
Cholesterin (%)	205
Ballaststoffe (%)	53

Lebensmittelanalyse

nachher

Mahlzeit	Kcal	Fett (g)	Chol. (%)	Ballast (%)
Frühstück				
1 Brötchen à 45	116	1	0	4
1 Scheibe Vollkornbrot 60 g	123	1	0	17
10 g Margarine	72	8	0	0
30 g Gouda 45 % i. Tr.	110	9	11	0
25 g Kassleraufschnitt	51	3	6	0
20 g Erdbeerkonfitüre	47	0	0	0
30 g Magerquark	22	0	0	0
160 ml Tassen Kaffee	0	0	0	0
7,5 g Kondensmilch 4% Fett	8	0	0	0
	549	**22**	**17**	**21**
Mittagessen				
1 Frikadelle (halb/halb) 100 g	185	10	20	0
240 g Kartoffeln (3 mittelgroße)	165	0	0	18
150 g Sauerkraut	15	0	0	18
10 g Margarine (Zubereitung)	72	8	0	0
1 Apfel à 150 g	81	1	0	10
200 ml Mineralwasser	0	0	0	0
	518	**19**	**20**	**46**
Abendessen				
1 1/2 Scheiben Vollkornbrot	185	1	0	26
10 g Margarine	72	8	0	0
40 g Streichmettwurst	161	15	9	0
30 g Camembert 30 % Fett i. Tr.	63	4	4	0
2 Gewürzgurken	14	0	0	0
150 ml Tee	0	0	0	0
	495	**28**	**13**	**26**
Gesamt	**1562**	**69**	**50**	**93**

75	Energie (%)
100	Fett (%)
50	Cholesterin (%)
93	Ballaststoffe (%)

Vorher:

Schreiben Sie doch einmal auf, was Sie über den Tag verteilt gegessen haben. Sie finden die Werte im Anhang und können sie in diese Tabelle eintragen:

Nahrungsmittel, Getränke	Energie (kcal)	Fett (g)	Chol. (%)	Ballastst. (%)

Gesamt:

Sind Sie mit dem Resultat zufrieden? Wenn nicht - überlegen Sie bitte, welche Lebensmittel Sie ohne Verzicht austauschen können.

Nachher:

Notieren Sie hier die veränderte LM-Auswahl.

Nahrungsmittel, Getränke	Energie (kcal)	Fett (g)	Chol. (%)	Ballastst. (%)

Gesamt:

Anhang

Nährwerttabelle

Lebensmittel/Getränke	Portion (g)	Energie (kcal)	Fett (g)	MUFS** (mg)
Aal, geräuchert	100	313	27	2110
Ananas	80	45	0,2	62
Ananas (Konserve)	150	126	0,3	62
Apfel	150	81	0,6	303
Apfelkuchen (Rührteig)	100	206	9	663
Apfelmus	150	119	0,3	228
Apfelsaft	200	96	0	332
Apfelsine	140	57	0,3	95
Apfelwein	200	92	A: 10	0
Aprikose	110	47	0,1	25
Aprikose. getrocknet	25	60	0,1	34
Aprikose (Konserve)	130	98	0,1	17
Artischockenboden (Konserve)(BLS)	100	16	0,1	46
Aubergine, gekocht (BLS)	150	26	0,3	131
Auster	15	10	0,2	62
Austernpilze (BLS)	150	23	1	561
Avocado	100	221	24	2310
Backobst	25	63	0,2	82
Bambussprossen (Konserve)	30	6	0,1	28
Banane	100	92	0,2	53
Barsch (BLS)	200	163	2	412
Bauchspeck	25	155	16	2390
Berliner/Krapfen	60	200	7	2220
Berliner Weiße	300	180	A: 12	18
Bier	200	84	A: 8	0
Bier, alkoholfrei	200	56	A: 0,4	0
Bier, Alster	200	90	A: 4	0
Bier, Altbier	200	86	A: 10	0
Bier, Diät-, Leichtbier	200	54	A: 6	0
Bier, Hefeweizen	500	230	A: 18	0
Bier, Kölsch	200	86	A: 10	0
Bier, Starkbier, Guinness	400	236	A: 22	0

* in dieser Menge ohne Berechnung
** mehrfach ungesättigte Fettsäuren
*** einfach ungesättigte Fettsäuren
**** gesättigte Fettsäuren

EUFS*** (mg)	FS(ges)**** (mg)	Chol. (%)	KH (g)	Ballast (%)	BE	Eiweiß (g)	Wasser (g)
12900	5650	60	0	0	0	18	53
22	12	0	10	4	1	0,4	68
23	12	0	30	4	3	0,6	114
36	141	0	18	10	1,5	0,5	128
2940	5180	25	28	5	2,5	3	58
27	107	0	29	8	2,5	0,3	126
40	156	0	22	0	2	0,2	176
76	53	0	13	10	1	1	120
0	0	0	1	0	0	0	184
54	9	0	9	7	1	1	94
73	12	0	12	9	1	1	4
33	7	0	25	5	2	0,7	101
3	26	0	2	29	0	2	86
27	59	0	4	15	0	2	139
22	43	6	0,6	0	0	2	13
14	242	0	0,2	38	0	3	133
16600	3530	0	0,4	11	0	2	68
38	44	0	14	6	1	0,7	6
2	12	0	0,2	2	0	0,5	28
23	68	0	21	7	2	1	74
372	336	48	0	0	0	37	159
10400	8390	5	0	0	0	2	5
4090	3900	19	26	3	2	5	20
0	3	0	27	0	0	2	276
0	0	0	5	0	0	1	182
0	0	0	11	0	1	1	184
0	0	0	15	0	0	6	180
0	0	0	6	0	0	1	184
0	0	0	1	0	0	0,8	190
0	0	0	15	0	0	1	446
0	0	0	6	0	0	0	185
0	0	0	15	0	0	2	359

Lebensmittel/Getränke	Portion (g)	Energie (kcal)	Fett (g)	MUFS** (mg)
Bierhefe (1 TL, getrocknet)(BLS)	5	16	0	106
Bierschinken	25	43	3	333
Birne	150	83	0,5	171
Birne (Konserve)(BLS)	130	109	0,2	78
Bismarckhering (BLS)	90	162	11	1990
Bleichsellerie (BLS)	100	17	0,2	109
Blumenkohl	200	46	0,6	274
Blumenkohl, gekocht	200	36	0,4	274
Blutwurst	25	77	7	892
Blätterteig (TK)(BLS)	100	375	24	10800
Bohnen, dick, frisch(BLS)	150	350	3	1180
Bohnen, grün, gekocht	150	38	0,4	195
Bohnen, weiß, getrocknet(BLS)	60	158	1	557
Bonbon	10	37	0	1
Bouillon(BLS)	100	4	0,9	9
Bratensauce (Pulver)	60	28	1	8
Brathering	125	270	19	2500
Bratwurst (Rostbratwurst, Schwein)	100	243	17	1790
Brie, 50 % Fett i.Tr.	30	104	8	308
Broccoli, gekocht	200	44	0,4	206
Brötchen (Semmeln)	45	116	0,7	229
Brötchen (Vollkorn)	60	137	1	429
Brombeeren	100	44	1	616
Brüh-, Heißwurst	100	253	19	3020
Brühe, fett	7	25	2	239
Buchweizen, Korn, geschält (BLS)	30	102	0,5	165
Buchweizengrütze(BLS)	30	102	0,5	150
Bückling	150	336	23	4450
Butter	10	75	8	307
Butterkäse, 50 % Fett i.Tr.	30	104	9	293
Butterkeks	15	64	2	164
Butterkuchen	70	255	12	1940
Buttermilch	250	93	1	48

* in dieser Menge ohne Berechnung
** mehrfach ungesättigte Fettsäuren
*** einfach ungesättigte Fettsäuren
**** gesättigte Fettsäuren

EUFS*** (mg)	FS(ges)**** (mg)	Chol. (%)	KH (g)	Ballast (%)	BE	Eiweiß (g)	Wasser (g)
67	28	0	2	0	0	2	1
1390	1070	5	0	0	0	4	17
152	38	0	19	14	1,5	0,8	126
73	18	0	27	7	2	0,4	100
5360	2090	25	0	1	0	14	60
16	35	0	2	9	0	1	92
36	92	0	5	18	0	5	183
36	92	0	5	18	0	5	186
3660	2800	3	0	0	0	3	14
2740	3420	0	35	8	3	6	32
540	369	0	41	138	0*	39	16
12	75	0	5	15	0	4	133
71	116	0	24	34	0*	13	7
9	18	0	9	0	1	0	0,3
38	33	0	0	1	0	0	98
87	82	1	3	0	0*	0,8	54
6610	2610	29	0	4	0	21	78
7790	6000	24	0,3	0	0	22	57
2520	5080	9	0	0	0	7	14
28	72	0	4	20	0	6	179
142	155	0	24	4	2	4	15
114	136	0	25	13	2	5	24
124	60	0	6	22	0,5	1	85
12400	9490	18	0	0	0	17	62
668	594	3	0,4	0	0	2	0,1
154	89	0	21	10	2	3	2
141	81	0	22	3	2	2	4
12000	4840	48	0	0	0	32	93
2510	5050	8	0,1	0	0	0,1	2
2400	4820	6	0	0	0	6	14
939	1880	3	11	1	1	1	0,3
5880	6160	12	34	3	3	4	20
378	755	3	10	0	1	9	228

Lebensmittel/Getränke	Portion (g)	Energie (kcal)	Fett (g)	MUFS** (mg)
Cabanossi	45	191	17	1780
Camembert (gebacken)(BLS)	125	301	17	1130
Camembert, 60 % Fett i.Tr.	30	113	10	367
Camembert, 30 % Fett i.Tr.(BLS)	30	63	4	144
Campari-Orange	240	190	A: 8	112
Campari-Soda	240	100	A: 8	0
Cannelloni, gefüllt, überbacken (BLS)	250	428	20	1540
Cappuccino	150	34	2	6
Cashewnuß	25	143	11	847
Champignons	150	23	0,5	197
Champignons (Konserve)	150	24	0,5	113
Cheddar/Chester, 50 % Fett i.Tr.	30	119	10	358
Chicoree	100	16	0,2	103
Chinakohl	100	13	0,3	125
Chips (Kartoffelchips)	10	54	4	2070
Coca-Cola	200	88	0	0
Coca-Cola-light	200	1	0	0
Corned Beef	20	28	1	58
Cornflakes	20	71	0,1	43
Crème fraiche, 30 % Fett	15	44	5	166
Crèpes Suzette(Eierpfannkuchen)(BLS)	125	277	14	1160
Croissant	60	246	15	3350
Dampfnudeln(BLS)	100	350	14	802
Dattel, getrocknet (BLS)	15	43	0	30
Dickmilch, 3,5 % Fett	150	99	6	194
Edamer, 45 % Fett i.Tr.	30	106	9	313
Edamer, 30 % Fett.i.Tr. (BLS)	30	77	5	179
Edelpilzkäse, 50 % Fett i.Tr.	30	107	9	346
Eierlikör	20	54	A: 3	197
Eiscreme	80	106	3	86
Eiscreme (Sahneeis)	80	211	17	79

* in dieser Menge ohne Berechnung
** mehrfach ungesättigte Fettsäuren
*** einfach ungesättigte Fettsäuren
**** gesättigte Fettsäuren

EUFS*** (mg)	FS(ges)**** (mg)	Chol. (%)	KH (g)	Ballast (%)	BE	Eiweiß (g)	Wasser (g)
7450	5730	8	0,1	0	0	10	15
5430	9380	50	18	6	1,5	19	66
3000	6040	9	0	0	0	5	13
1180	2370	4	0	0	0	7	18
88	64	0	30	2	0	1	209
0	0	0	10	0	0	0	226
6540	9980	373	32	10	3	29	161
51	104	0	2	0	0	2	144
6900	2340	0	8	2	0	4	1
5	87	0	0,9	10	0	4	140
3	50	0	0,9	6	0	3	141
2930	5900	8	0,1	0	0	8	11
4	37	0	2	4	0	1	94
41	74	0	1	6	0	1	95
88	993	0	4	1	0,5	0,6	0,2
0	0	0	22	0	2	0	176
0	0	0	0	0	0	0	200
513	528	5	0	0	0	4	14
44	16	0	16	3	1,5	1	1
1360	2730	5	0,4	0	0	0,4	9
4660	6810	68	27	5	2	11	71
6670	8900	5	21	5	1,5	3	19
4220	8100	20	49	7	1	7	28
13	18	0	10	4	1	0,3	3
1580	3180	7	6	0	0,5	5	131
2560	5150	6	0	0	0	7	12
1460	2950	4	0	0	0	8	15
2830	5700	9	0	0	0	6	13
579	403	10	6	0	0	1	9
306	623	1	17	2	1,5	4	56
648	1300	3	11	0	1	1	50

Lebensmittel/Getränke	Portion (g)	Energie (kcal)	Fett (g)	MUFS** (mg)
Eiswaffel	20	81	1	381
Emmentaler, 45 % Fett i.Tr.	30	115	9	332
Endiviensalat (BLS)	50	6	0,1	51
Ente (i.D.)	150	341	26	3140
Erbsen, frisch, gekocht	150	102	0,8	83
Erbsen, gelb, geschält	60	208	0,8	-
Erbsen (Konserve)	150	79	0,5	54
Erbsen u. Möhren (Konserve)	150	72	0,6	96
Erdbeeren	150	48	0,6	350
Erdbeeren (Konserve)(BLS)	130	88	0,2	112
Erdnüsse, geröstet, gesalzen	30	181	16	4150
Erdnußflips	25	133	9	2490
Erdnußmus	20	116	10	2770
Feige, getrocknet	15	36	0,2	145
Feldsalat/Rapunzel	20	3	0	41
Fenchel (BLS)	150	37	0,5	245
Fischstäbchen, fritiert	180	378	17	697
Fladenbrot	40	94	0,5	194
Fleischsalat	100	360	37	-
Fleischwurst	25	74	7	590
Flunder (BLS)	200	191	6	1850
Forelle	250	256	7	2790
Forellenfilet, geräuchert (BLS)	125	150	4	1480
Frikadelle	100	185	10	1560
Frischkäse, 60 % Fett i.Tr.	17	57	5	197
Frischkäse, 40 % Fett i.Tr. (BLS)	17	26	2	69
Fruchtcocktail (Konserve)	150	93	0	39
Fruchteis	80	111	1	86
Fruchtjoghurt, 3,5 % Fett	150	151	4	200
Fruchtquark, 20 % Fett (BLS)	150	169	3	179
Fruchtzucker	5	20	0	0
Frühlingsrolle, fritiert (BLS)	150	282	13	5760

* in dieser Menge ohne Berechnung
** mehrfach ungesättigte Fettsäuren
*** einfach ungesättigte Fettsäuren
**** gesättigte Fettsäuren

EUFS*** (mg)	FS(ges)**** (mg)	Chol. (%)	KH (g)	Ballast (%)	BE	Eiweiß (g)	Wasser (g)
2510	4710	16	16	1	1,5	2	1
2710	5460	9	0	0	0	9	11
3	27	0	0,2	2	0	0,9	48
14100	7140	38	0	0	0	27	96
231	276	0	16	26	0*	8	122
-	-	-	34	-	0*	14	7
149	179	0	12	25	0*	7	125
110	147	0	10	19	0*	4	128
96	35	0	8	10	0,5	1	134
30	12	0	21	3	2	0,4	107
7080	2650	0	2	11	0	7	1
4210	1580	0	12	4	1	3	1
4730	1770	0	2	5	0	5	0,6
66	60	0	8	5	0,5	0,6	5
3	14	0	0,1	1	0	0,4	19
18	98	0	4	21	0	4	133
317	414	28	31	9	2,5	24	103
120	131	0	19	4	2	3	15
-	-	-	3	-	0	5	54
2460	1910	5	0	0	0	3	14
1290	1340	33	0	0	0	33	158
2580	2190	47	0	0	0	49	191
1360	1160	25	0	0	0	27	92
8360	6650	20	6	0	0	19	65
1610	3250	6	0,4	0	0	2	9
564	1130	2	0,5	0	0	2	13
23	20	0	22	3	2	1	122
306	623	1	23	2	2	1	54
1430	2880	6	20	5	1,5	6	125
1030	2060	4	26	4	1	7	110
0	0	0	5	0	0*	0	0
3680	2410	11	28	8	3	14	90

Lebensmittel/Getränke	Portion (g)	Energie (kcal)	Fett (g)	MUFS** (mg)
Frühlingszwiebel (1 Stück)(BLS)	40	17	0,1	52
Frühstücksspeck	20	124	13	1760
Gans (i.D.)(BLS)	150	507	47	5020
Garnele	50	44	0,7	291
Geflügel in Aspik	20	14	0,1	623
Geflügelwurst	25	66	5	490
Gelatine (BLS)	12	41	0	0
Gemüsebrühe, verzehrsfertig (BLS)	200	37	4	2140
Gewürzgurke	50	7	0,1	24
Gin-Tonic	240	160	A: 16	0
Glühwein (BLS)	200	209	A: 14	8
Götterspeise	125	75	0	0
Gorgonzola, 50 % Fett i.Tr.	30	108	9	334
Gouda, 45 % Fett i.Tr.	30	110	9	323
Goulaschsuppe (Konserve)(BLS)	200	219	13	868
Grapefruit	140	59	0,3	81
Grau-/Roggenbrot	45	100	0,5	201
Graupen	30	100	0,4	182
Grießpudding	125	95	5	826
Grünkern/Dinkel, Korn (BLS)	20	65	0,5	247
Grünkohl, gekocht	150	43	1	627
Gruyère	30	124	10	357
Gummibärchen	70	230	0,2	0
Hackfleisch (halb & halb)(BLS)	100	230	18	1560
Hähnchenbrust	175	175	2	294
Hähnchenkeule	140	243	16	3770
Haferflocken (BLS)	50	185	4	1380
Haferflocken (Vollkorn)	50	177	4	1380
Hafergrütze (BLS)	30	111	2	694
Halbfettmargarine (BLS)	10	36	4	1750
Hamburger	200	510	25	2540

* in dieser Menge ohne Berechnung
** mehrfach ungesättigte Fettsäuren
*** einfach ungesättigte Fettsäuren
**** gesättigte Fettsäuren

EUFS*** (mg)	FS(ges)**** (mg)	Chol. (%)	KH (g)	Ballast (%)	BE	Eiweiß (g)	Wasser (g)
15	28	0	3	4	0	0,4	35
7270	5540	4	0	0	0	2	4
24600	13700	43	0	0	0	24	78
176	139	25	0	0	0	9	39
2420	1920	10	0,2	0	0	3	16
1120	881	7	0,1	0	0	5	14
0	0	0	0	0	0	10	2
770	414	0	1	3	0	0,4	193
2	18	0	1	0	0	0,5	46
0	0	0	14	0	0	0	184
14	14	0	30	0	0	0,3	157
0	0	0	17	0	1,5	2	104
2730	5500	10	0	0	0	6	13
2640	5320	11	0	0	0	8	11
5120	5950	19	5	5	0,5	21	155
43	43	0	10	3	1	0,8	125
50	60	0	21	8	2	3	18
37	75	0	22	5	2	3	4
3120	10200	32	9	3	1	3	108
63	79	0	13	6	1	2	3
96	152	0	2	18	0	5	133
2920	5880	11	0	0	0	9	10
0	0	0	53	0	4,5	4	13
8360	6650	20	0	0	0	19	63
494	369	39	0	0	0	40	132
6320	4730	34	0	0	0	25	98
1260	642	0	32	9	2,5	6	5
1260	642	0	29	9	2,5	6	5
632	321	0	20	4	2	4	3
1070	1010	0	0	0	0	0,2	6
10000	12600	24	34	7	3	30	104

Lebensmittel/Getränke	Portion (g)	Energie (kcal)	Fett (g)	MUFS** (mg)
Harzer-, Korbkäse	35	49	0,2	123
Hase (i.D.)	150	170	5	1170
Haselnüsse	30	194	19	1940
Hecht (BLS)	200	184	5	1990
Heidelbeeren	100	36	0,6	370
Heidelbeeren (Konserve)(BLS)	100	74	0,4	240
Heilbutt, weiß (BLS)	200	193	3	1160
Heilbutt, geräuchert, schwarz	140	312	24	860
Heringsfilet (Tomatensauce)	100	204	15	4660
Heringsstip	100	285	27	-
Himbeeren	100	33	0,3	197
Himbeeren, TK (BLS)	100	35	0,3	206
Himbeersirup	10	27	0	-
Hirsch (i.D.)(BLS)	150	170	5	266
Hirse (Korn, geschält)(BLS)	30	106	1	500
Honig	20	60	0	0
Honigmelone	150	81	0,2	50
Hühnerei	65	100	7	980
Hühnereidotter (Ei=65g)(BLS)	21	73	7	901
Hühnereiweiß (Ei=65g)(BLS)	37	18	0	10
Hüttenkäse	30	31	1	48
Hummer, ausgelöst	50	40	1	168
Irish-Coffee	160	96	A: 13 F: 3	140
Jagdwurst	25	56	5	510
Joghurt, 3,5 % Fett	150	107	6	210
Joghurt, 1,5 % Fett (BLS)	150	69	2	83
Joghurt, 0,3 % Fett (BLS)	150	57	0,2	5
Joghurt, mit Frucht, mit Süssstoff(BLS)	150	96	5	221
Joghurt mit Frucht, 3,5 % Fett	150	151	4	200
Joghurt (Sahnejoghurt)(BLS)	150	178	15	552
Joghurtdressing	20	38	3	1410

* in dieser Menge ohne Berechnung
** mehrfach ungesättigte Fettsäuren
*** einfach ungesättigte Fettsäuren
**** gesättigte Fettsäuren

EUFS*** (mg)	FS(ges)**** (mg)	Chol. (%)	KH (g)	Ballast (%)	BE	Eiweiß (g)	Wasser (g)
1000	2020	4	0	0	0	11	22
729	1490	33	0	0	0	32	110
14300	1340	0	3	8	0	4	2
1190	1150	33	0	0	0	34	158
74	36	0	6	16	0,5	0,6	85
49	24	0	16	12	1,5	0,4	78
812	410	21	0	0	0	40	154
603	305	16	0	0	0	24	90
5360	2300	17	2	2	0	15	66
-	-	-	2	-	0	9	61
31	12	0	5	22	0,5	1	85
32	12	0	5	23	0,5	1	84
-	-	-	7	-	0,5	0	3
2130	2260	25	0	0	0	31	112
246	261	0	21	4	2	3	3
0	0	0	15	0	1	0,1	4
20	50	0	19	5	1,5	1	131
2900	2160	86	0,2	0	0	8	48
2670	1990	88	0	0	0	3	11
30	22	0	0,3	0	0	4	32
389	782	2	1	0	0	4	24
90	58	16	0	0	0	8	40
1150	2310	4	1	0	0	0	145
2140	1640	5	0	0	0	4	16
1720	3460	7	7	0	0,5	6	131
680	1360	3	6	0	0,5	5	134
45	92	1	6	0	0,5	6	135
1550	3130	7	7	5	1	5	129
1430	2880	6	20	5	1,5	6	125
4520	9100	19	6	0	0,5	5	123
679	613	1	2	0	0	0,3	14

Lebensmittel/Getränke	Portion (g)	Energie (kcal)	Fett (g)	MUFS** (mg)
Johannisbeeren, rot	100	34	0,2	100
Johannisbeeren, schwarz (BLS)	100	57	0,2	100
Kabeljau/Dorsch	200	153	1	522
Käsekuchen (BLS)	100	276	14	838
Käsesahnetorte	120	298	14	575
Kaffee	150	0	0	0
Kaffee, Pulverkaffee (BLS)	150	3	0	0
Kaffee-Ersatz (BLS)	150	3	0	0
Kaffeesahne, 10 % Fett	10	12	1	37
Kakao (mit Milch)	150	117	5	192
Kaninchen (i.D.)	150	228	11	2950
Karpfen	200	230	10	2080
Kartoffel, Salzkartoffel, gekocht	80	55	0,1	41,6
Kartoffel, Pellkartoffel	80	55	0,1	37
Kartoffelflockenpüree (Pulver)	200	134	2	1140
Kartoffelkloß (halb & halb)	90	90	0,6	180
Kartoffelpüree, selbstzubereitet	200	132	3	176
Kartoffelpuffer (Pulver)	45	93	5	401
Kartoffelsalat (Essig + Öl)	100	123	7	-
Kartoffelsalat (Mayonnaise)	100	120	5	1000
Kassler, Aufschnitt	25	51	3	73
Kaviarersatz (BLS)	5	5	0,1	41
Kefir, aus Vollmilch (BLS)	250	165	9	323
Keks (Diät)(BLS)	15	62	3	1800
Keks (mit Schokolade)	15	75	3	165
Keks (Spritzgebäck)	15	77	4	336
Keks (Vollkorn)	15	62	3	2200
Ketchup	20	22	0,1	28
Kichererbse (Samen)(BLS)	60	161	2	923
Kidneybohnen (Konserve)(BLS)	100	63	0,3	202
Kirschen, sauer	150	80	0,8	183
Kirschen, sauer (Konserve)	150	125	0,3	150

* in dieser Menge ohne Berechnung
** mehrfach ungesättigte Fettsäuren
*** einfach ungesättigte Fettsäuren
**** gesättigte Fettsäuren

EUFS*** (mg)	FS(ges)**** (mg)	Chol. (%)	KH (g)	Ballast (%)	BE	Eiweiß (g)	Wasser (g)
34	26	0	5	25	0,5	1	85
34	26	0	10	23	0,5	1	78
160	256	33	0	0	0	35	162
4450	7750	39	28	3	3	9	47
2510	3650	38	34	1	3	10	61
0	0	0	0	0	0	0	149
0	0	0	0,6	0	0	0,2	149
0	0	0	0,8	0	0	0	149
302	607	1	0,4	0	0	0,3	8
1660	3240	5	11	4	1	5	127
1840	3780	35	0	0	0	31	104
4560	2000	45	0	0	0	36	152
2	22	0	12	6	1	2	64
2	18	0	12	5	1	2	62
3300	4340	6	24	12	2	4	165
-	360	0	19	3	2	2	66
796	1640	3	24	11	2	4	165
1030	1180	5	10	3	1	1	27
-	-	-	12	6	1	2	72
-	2000	2	15	6	1	4	73
642	660	6	0,3	0	0	7	15
25	23	6	0	0	0	0,9	3
2640	5310	11	10	0	1	8	218
840	418	0	7	5	0,5	2	2
-	2505	1	10	1	1	1	0,4
1780	2480	4	8	2	0,5	1	2
790	432	0	7	4	0,5	2	2
9	11	0	5	1	0,5	0,4	14
446	212	0	23	43	0*	12	7
26	42	0	9	18	0	6	77
165	132	0	15	5	1,5	1	127
138	110	0	29	5	2,5	1	118

Lebensmittel/Getränke	Portion (g)	Energie (kcal)	Fett (g)	MUFS** (mg)
Kirschen, süß	150	95	0,5	137
Kiwi	100	51	0,6	249
Knäckebrot	20	64	0,3	145
Knoblauch	2	3	0	1
Kochkäse, 20 % Fett i.Tr.(BLS)	30	37	2	618
Kohlrabi	150	36	0,2	86
Kohlrabi, gekocht	150	31	0,1	86
Kokosflocken (BLS)	10	61	6	101
Kondensmilch, 10 % Fett	7,5	13	0,8	27
Kondensmilch, 7,5 % Fett (BLS)	7,5	10	0,6	21
Kondensmilch, 4 % Fett (BLS)	7,5	8	0,3	11
Konfitüre (Aprikose)(BLS)	20	54	0	2
Konfitüre (Diät, kcal-reduziert)	20	19	0	8
Konfitüre (Erdbeer)	20	47	0	17
Kopfsalat	50	6	0,1	67
Krabben	50	47	1	243
Kräcker	20	90	3	194
Krautsalat	100	57	4	1700
Kroketten (2 Stück)	50	134	9	170
Kürbis, frisch (BLS)	25	7	0,5	24
Kürbis (Konserve)	25	4	0	16
Kürbiskerne (BLS)	20	112	9	4730
Lachs	200	404	27	6250
Lachs, geräuchert	30	42	2	522
Lakritze	17	66	0,2	49
Lamm (Filet)	150	168	5	269
Lamm (Keule)	200	468	36	1630
Lamm (Kotelett)	150	522	48	2350
Lasagne (Fertiggericht)(BLS)	250	561	32	1980
Lauch/Porree	100	24	0,3	207
Laugenbrezel	80	197	1	642
Laugenbrötchen	50	123	0,9	401

* in dieser Menge ohne Berechnung
** mehrfach ungesättigte Fettsäuren
*** einfach ungesättigte Fettsäuren
**** gesättigte Fettsäuren

EUFS*** (mg)	FS(ges)**** (mg)	Chol. (%)	KH (g)	Ballast (%)	BE	Eiweiß (g)	Wasser (g)
125	99	0	21	8	2	1	124
106	149	0	9	13	1	1	84
90	98	0	13	3	1	2	1
0	0	0	0,6	0	0	0,1	1
507	1020	1	1	0	0	4	22
12	23	0	6	8	0	3	137
12	23	0	4	8	0	3	139
375	5480	0	0,6	7	0*	0,6	0,2
226	455	1	1	0	0	0,7	5
170	341	1	0,7	0	0	0,5	6
91	182	0	0,8	0	0	0,6	6
4	0,6	0	13	0	1	0,1	6
7	6	0	5	0	0*	0,1	15
5	2	0	12	0	1	0,1	8
5	17	0	0,6	3	0	0,7	48
146	116	23	1	0	0	9	38
175	203	0	14	3	1	2	1
-	600	-	3	7	0	1	89
618	1560	7	12	4	1	1	27
4	12	0	1	0	0	0,4	23
3	8	0	0,7	0	0	0,3	24
2120	1870	0	3	6	0	5	0,4
9280	6130	53	0	0	0	40	131
777	513	4	0	0	0	6	22
25	34	0	15	1	1	1	1
2190	2020	33	0	0	0	31	113
15100	15300	47	0	0	0	36	128
21400	21500	43	0	0	0	22	78
11000	16500	103	33	9	3	36	142
8	57	0	3	7	0	2	89
533	621	0	40	11	3,5	6	30
333	388	0	25	7	2	4	19

Lebensmittel/Getränke	Portion (g)	Energie (kcal)	Fett (g)	MUFS** (mg)
Leberkäse	125	371	33	3370
Leberwurst, fein	40	143	14	1540
Leberwurst, grob	40	130	12	1290
Leberwurst (Kalbsleber)(BLS)	40	129	11	1340
Lebkuchen	25	88	2	911
Leinsamen (BLS)	20	74	6	4160
Limburger, 20 % Fett i.Tr.(BLS)	30	57	3	100
Limonade (BLS)	200	83	0	0
Limonade (Bittergetränk)(BLS)	200	63	0	0
Linsen, getrocknet	60	189	0,8	420
Linsen (Konserve)	100	100	0,4	159
Litchi (BLS)	30	14	0,1	23
Lyoner	30	87	8	707
Magenbitter (BLS)	20	47	A: 5	0
Mais (Konserve)	50	55	0,8	169
Mais (Korn)(BLS)	30	99	1	414
Maisgrieß (BLS)	20	69	0,2	80
Maismehl (BLS)	30	106	0,8	442
Makrele (BLS)	150	273	18	4670
Makrele, geräuchert	100	222	16	3280
Malzbier	200	104	A: 2	0
Mandarine/Clementine	40	18	0,1	49
Mandarine (Konserve)(BLS)	130	108	0,3	131
Mandeln	25	144	14	2570
Mango	100	58	0,5	84
Mangold (BLS)	150	38	0,5	245
Margarine	10	72	8	1940
Marzipan	25	122	6	835
Mascarpone (BLS)	50	189	19	680
Matjeshering	90	240	20	2630
Maultaschen, schwäbisch	200	326	10	2260
Mayonnaise, 80 % Fett	20	145	16	9950

* in dieser Menge ohne Berechnung
** mehrfach ungesättigte Fettsäuren
*** einfach ungesättigte Fettsäuren
**** gesättigte Fettsäuren

EUFS*** (mg)	FS(ges)**** (mg)	Chol. (%)	KH (g)	Ballast (%)	BE	Eiweiß (g)	Wasser (g)
15900	13200	25	0,6	9	0	20	65
5890	4610	25	0	0	0	5	20
5030	3940	21	0	0	0	6	21
5030	3970	25	0,6	0	0	7	20
3210	536	6	16	4	1,5	1	5
1130	621	0	0	23	0	5	1
814	1640	2	0	0	0	8	18
0	0	0	20	0	2	0	179
0	0	0	15	0	1,5	0	184
-	120	0	31	35	0*	14	6
60	51	0	18	9	0*	8	70
9	14	0	3	1	0*	0,2	15
2960	2290	6	0,1	0	0	4	17
0	0	0	3	0	0	0	12
101	56	0	11	3	1	2	36
413	154	0	19	9	1,5	3	4
80	30	0	15	3	1,5	2	2
188	98	0	22	3	2	3	4
6920	4470	38	0	0	0	29	102
4860	3140	26	0	0	0	21	62
0	0	0	17	0	1,5	1	170
22	25	0	4	2	0,5	0,3	35
60	66	0	24	7	2	0,8	101
9200	1140	0	1	13	0	5	1
169	107	0	13	6	1	0,6	82
36	80	0	4	13	0	3	135
3670	2030	0	0	0	0	0	2
2990	369	0	14	4	1	2	2
5560	11200	20	1	0	0	5	25
7080	2850	30	0	0	0	14	49
8560	9400	73	46	9	4	13	126
3910	2120	11	0,6	0	0	0,2	3

Lebensmittel/Getränke	Portion (g)	Energie (kcal)	Fett (g)	MUFS** (mg)
Mayonnaise, 50 % Fett (BLS)	20	96	10	1390
Meerrettich (BLS)	5	3	0,2	8
Mettwurst, grob (BLS)	100	340	30	3420
Miesmuschel, ausgelöst	100	51	1	413
Milch, 3,5 % Fett	250	163	9	323
Milch, 1,5 % Fett (BLS)	250	121	4	148
Milch, 0,3 % Fett (BLS)	250	90	0,3	8
Milchreis (mit Zucker u. Zimt)(BLS)	125	124	5	216
Milchzucker (BLS)	5	20	0	0
Mineralwasser	200	0	0	0
Mirabellen (BLS)	130	79	0,2	120
Mirabellen (Konserve)(BLS)	130	118	0,2	108
Mischbrot (Roggen)(BLS)	45	97	0,4	179
Mischbrot (Weizen)(BLS)	45	100	0,4	188
Möhren (Karotten)	150	38	0,3	170
Möhren (Konserve)	150	30	0,5	113
Möhrensaft (BLS)	200	44	0,3	184
Mohnkuchen (Hefeteig)(BLS)	100	375	20	5290
Molke (BLS)	250	62	0,6	23
Mortadella	25	86	8	727
Mozzarella	66	150	11	309
Mousse au chocolat	125	337	19	-
Müesli (ohne Zucker)(BLS)	50	176	4	1090
Müesliriegel (BLS)	25	94	5	638
Münsterkäse, 50 % Fett i.Tr. (BLS)	30	94	8	287
Mungobohne (Samen)(BLS)	60	164	0,7	403
Nektarine	150	63	0,2	60
Nudeln, gekocht, gesalzen	100	145	1	1950
Nudeln (Vollkorn)	100	129	2	492
Nußecke (BLS)	50	270	18	2010
Nuß-Nougat-Creme	20	108	6	220

* in dieser Menge ohne Berechnung
** mehrfach ungesättigte Fettsäuren
*** einfach ungesättigte Fettsäuren
**** gesättigte Fettsäuren

EUFS*** (mg)	FS(ges)**** (mg)	Chol. (%)	KH (g)	Ballast (%)	BE	Eiweiß (g)	Wasser (g)
3930	4620	4	1	0	0	0,1	8
1	2	0	0,6	1	0	0,1	4
14100	10800	24	0,2	0	0	18	48
268	257	42	0	0	0	10	83
2640	5310	11	12	0	1	8	219
1210	2430	5	12	0	1	9	223
75	153	2	12	0	1	9	226
1620	3240	6	15	0	1,5	4	100
0	0	0	5	0	0,5	0	0
0	0	0	0	0	0	0	200
33	43	0	17	5	1,5	0,9	101
29	39	0	27	5	2,5	0,8	99
54	65	0	20	7	2	3	19
59	69	0	20	6	2	3	18
12	59	0	7	18	0	2	132
8	38	0	5	12	0	1	137
14	66	0	8	2	0	2	185
5140	7980	25	42	15	3,5	7	25
180	365	2	12	0	1	2	234
3040	2280	5	0	0	0	3	13
3470	8570	10	0	0	0	13	40
-	-	-	35	-	3	7	60
1760	454	0	30	14	2,5	5	6
3400	455	0	11	4	1	2	6
2350	4730	6	0	0	0	6	15
114	153	0	25	30	0*	14	6
47	14	0	14	11	1	2	130
738	519	12	28	6	2,5	5	64
125	157	0	24	17	2	5	65
9850	5150	11	24	6	2	4	2
1150	407	0	11	3	1	1	0,6

Lebensmittel/Getränke	Portion (g)	Energie (kcal)	Fett (g)	MUFS** (mg)
Ochsenschwanzsuppe (Kons.)(BLS)	250	190	10	385
Öl (Olivenöl)	15	135	15	1400
Öl (Sonnenblumenöl)	15	135	15	9220
Oliven, grün, mariniert	10	14	1	119
Orangensaft	200	90	0,4	112
Paniermehl	20	76	0,4	147
Papaya (BLS)	150	14	0,1	23
Paprika, gedünstet (BLS)	150	31	0,5	251
Paprika, grün	150	30	0,5	251
Paranüsse (BLS)	30	198	20	7470
Parmesan	3	11	1	39
Pastinake (BLS)	150	33	0,6	356
Petersilie	2	1	0	5
Pferdefleisch (i.D.)(BLS)	150	172	5	240
Pfifferling (BLS)	150	17	0,8	411
Pfifferling, getrocknet (BLS)	25	30	1	715
Pfifferling (Konserve)(BLS)	150	17	0,7	386
Pfirsich	150	63	0,2	60
Pfirsich (Konserve)(BLS)	130	99	0,1	38
Pflaumen	150	74	0,3	149
Pflaumen, getrocknet	8	17	0	44
Pflaumen (Konserve)(BLS)	130	106	0,2	107
Pflaumenmus	20	40	0	22
Pflaumenkuchen	120	200	5	401
Pistazienkerne, geröstet, gesalzen(BLS)	30	184	16	2410
Pita (BLS)	100	235	1	484
Pizza	100	275	14	1310
Pizzabaguette (TK-Fertigprodukt)(BLS)	125	331	17	1640
Pommes frites, gesalzen	150	409	22	5360
Pop-Corn	40	147	2	726
Praline (1 Stück)	10	39	0,5	20
Praline, mit Alkohol	10	38	0,5	20

* in dieser Menge ohne Berechnung
** mehrfach ungesättigte Fettsäuren
*** einfach ungesättigte Fettsäuren
**** gesättigte Fettsäuren

EUFS*** (mg)	FS(ges)**** (mg)	Chol. (%)	KH (g)	Ballast (%)	BE	Eiweiß (g)	Wasser (g)
2990	6020	20	3	4	0*	22	210
10700	2200	0	0	0	0	0	0
3350	1750	0	0	0	0	0	0
908	187	0	0,2	1	0	0,1	8
88	64	0	20	2	2	1	177
56	91	0	15	4	1,5	2	2
27	29	0	3	7	0*	0,6	102
29	81	0	4	19	0	2	137
29	81	0	5	18	0	1	137
6590	5100	0	1	8	0	4	1
315	633	1	0	0	0	1	1
39	86	0	4	22	0	2	133
0	1	0	0	0	0	0,1	1,6
1910	2030	26	0,6	0	0	32	111
9	180	0	0,3	28	0	2	137
16	312	0	0,5	49	0	4	2
11	171	0	0,3	27	0	2	136
47	14	0	13	12	1	1	131
36	10	0	23	9	2	0,9	102
39	53	0	15	9	1,5	0,9	126
12	16	0	4	3	0,5	0,1	1
29	38	0	24	7	2	0,6	101
6	8	0	12	2	1	0,1	6
1380	2510	9	35	10	3	5	73
11000	2140	0	5	6	0	5	0,6
300	328	0	49	10	4	7	38
7790	3850	4	28	6	2,5	10	45
9740	4810	5	34	7	3	11	59
1920	1040	0	49	11	4	6	65
724	270	0	27	13	2,5	5	2
203	364	0	9	1	1	0,1	1
203	364	0	7	1	0,5	0,1	2

Lebensmittel/Getränke	Portion (g)	Energie (kcal)	Fett (g)	MUFS** (mg)
Preiselbeeren (BLS)	100	39	0,5	323
Preiselbeeren (Konserve)(BLS)	100	76	0,4	259
Puddingpulver (Päckchen)(BLS)	43	164	0,3	157
Pumpernickel	30	60	0,3	137
Putenkeule (BLS)	150	232	13	4410
Putenschnitzel (Brust)	150	158	2	497
Quark, mager	30	22	0,1	2
Quark, 20 % Fett i.Tr. (BLS)	30	30	1	49
Quark, 40 % Fett i.Tr. (BLS)	30	43	3	114
Quark, mit Frucht, 20 % Fett i. Tr.(BLS)	150	169	4	179
Quark, Diät, mit Frucht (BLS)	150	110	0,3	42
Quitte (BLS)	150	58	0,8	315
Radieschen	30	4	0	17
Ravioli (Fertigprodukt)(BLS)	250	428	20	1540
Reh (Rücken)(BLS)	150	183	5	284
Reis, Naturreis, gekocht, gesalzen	100	129	1	275
Reis, parboiled, gekocht, gesalzen(BLS)	100	108	0,2	61
Reis, poliert, gekocht, gesalzen	100	106	0,2	78
Rettich (BLS)	100	14	0,2	72
Rhabarber, gekocht, ohne Zucker(BLS)	150	19	0,2	74
Rind (Filet)	125	151	5	243
Rind (Goulasch)	150	233	12	387
Rind (Hackfleisch)(BLS)	100	202	14	455
Rind (Keule)(BLS)	150	222	11	462
Rind (Leber)	125	151	3	1030
Rind (Roastbeef)	150	195	7	324
Rind (Roulade)	150	182	7	311
Rind (Suppenfleisch, Hohe Rippe)	150	232	12	869
Roggen (Korn)(BLS)	30	88	0,5	241
Roggenmehl, Type 1800 (BLS)	30	92	0,4	206
Roggenmehl, Type 815 (BLS)	30	99	0,4	179

* in dieser Menge ohne Berechnung
** mehrfach ungesättigte Fettsäuren
*** einfach ungesättigte Fettsäuren
**** gesättigte Fettsäuren

EUFS*** (mg)	FS(ges)**** (mg)	Chol. (%)	KH (g)	Ballast (%)	BE	Eiweiß (g)	Wasser (g)
58	19	0	7	10	0,5	0,3	88
49	16	0	17	9	1,5	0,2	79
67	35	0	40	1	3,5	0,3	2
33	41	0	12	9	1	2	14
3680	4380	38	0	0	0	28	107
414	494	30	0	0	0	36	111
18	36	0	1	0	0	4	24
398	801	2	1	0	0	3	24
931	1880	3	1	0	0	3	23
1030	2060	4	19	4	1,5	7	110
89	174	1	7	5	0,5	18	120
228	57	0	11	29	1	0,6	127
6	11	0	0,6	2	0	0,3	28
6540	9980	373	32	11	2,5	29	161
2270	2400	35	0	0	0	34	109
189	198	0	27	3	2	3	67
43	41	0	24	2	2	2	73
56	53	0	24	2	2	2	73
15	33	0	2	8	0	1	94
8	36	0	2	11	0	0,9	141
2140	2200	29	0	0	0	27	94
3400	3490	30	0	0	0	31	105
6680	5790	19	0,5	0	0	20	65
5240	4910	35	0	0	0	30	107
773	1770	148	2	0	0	25	89
2860	2930	35	0	0	0	34	108
2730	2800	35	0	0	0	29	113
11900	10500	34	0	0	0	31	105
55	71	0	18	14	1,5	3	4
47	61	0	19	11	1,5	3	4
46	56	0	20	5	1,5	4	4

Lebensmittel/Getränke	Portion (g)	Energie (kcal)	Fett (g)	MUFS** (mg)
Rollmops (BLS)	100	180	12	2210
Roquefort, 50 % Fett i. Tr.	30	109	9	431
Rosenkohl, gekocht	150	47	0,8	255
Rosinen	25	70	0,2	49
Rosinenbrötchen	65	162	0,9	317
Rotbarsch	200	210	7	1860
Rote Bete (BLS)	50	21	0,1	25
Rote Bete (Konserve)	50	12	0	17
Rote Bete, gekocht (BLS)	50	16	0	24
Rote Grütze (selbstgemacht)	125	158	0	-
Rotkohl	150	33	0,3	141
Rotkohl (Konserve)	150	36	0,2	98
Rübenkraut	20	51	0	0
Rührei (aus 2 Eiern, 10 g Fett)(BLS)	125	259	22	2100
Sahne, 30 % Fett	15	46	5	166
Sahne, sauer, 10 % Fett	15	18	2	55
Sahnelikör	20	78	A: 3	70
Salami	20	76	7	636
Salatcreme, 35 % Fett (BLS)	20	25	2	68
Salatgurke	100	12	0,2	89
Salatsauce (Essig & Öl)	20	68	6	4730
Salzstangen	15	53	0,1	34
Sandkuchen	60	229	12	757
Sauerkraut (Konserve)	150	15	0,3	243
Sardinen	25	56	4	1570
Schafskäse, 45 % Fett i.Tr.	70	164	13	609
Scheibletten, 45 % Fett i. Tr.	20	70	5	164
Schellfisch (BLS)	200	156	1	412
Schichtkäse, 20 % Fett i.Tr.(BLS)	30	30	1	49
Schillerlocken (BLS)	100	154	9	3240
Schinken, gekocht	45	56	2	227
Schinken, roh	20	56	4	116

* in dieser Menge ohne Berechnung
** mehrfach ungesättigte Fettsäuren
*** einfach ungesättigte Fettsäuren
**** gesättigte Fettsäuren

EUFS*** (mg)	FS(ges)**** (mg)	Chol. (%)	KH (g)	Ballast (%)	BE	Eiweiß (g)	Wasser (g)
5950	2320	28	2	0	0	16	67
2360	5990	7	0	0	0	7	12
26	84	0	4	20	0	6	132
7	54	0	16	5	1,5	0,6	4
189	216	0	34	7	2,5	5	22
1680	1520	28	0	0	0	36	154
5	10	0	4	4	0	0,8	43
4	7	0	2	3	0	0,6	45
5	10	0	3	4	0	1	44
-	-	-	38	-	3	1	84
17	44	0	5	12	0	2	138
12	32	0	7	8	0	2	136
0	0	0	12	0	1	1	4
7860	9000	166	1	0	0	16	91
1360	2730	5	0,5	0	0	0,5	9
452	910	2	0,6	0	0	0,5	12
574	1160	2	4	0	0	0,6	10
2630	2000	4	0	0	0	4	8
454	908	2	2	0	0	0,6	15
5	66	0	2	2	0	0,6	97
1720	898	0	2	0	0	0,3	11
9	11	0	11	0	1	1	1
4900	9390	30	29	1	2,5	2	16
36	81	0	2	18	0	1	141
607	410	1	0	0	0	6	14
3350	8480	11	0,4	0	0	12	41
1340	2710	3	0	0	0	4	10
184	258	38	0	0	0	36	161
398	801	2	1	0	0	3	24
3130	1630	25	0	0	0	19	72
996	769	9	0	0	0	11	28
510	393	5	0	0	0	7	9

Lebensmittel/Getränke	Portion (g)	Energie (kcal)	Fett (g)	MUFS** (mg)
Schinken, roh, ohne Fettrand	20	30	0,6	101
Schmalz (Schwein)	15	135	15	1620
Schmand, 24 % Fett	15	36	4	166
Schmelzkäse, 60 % Fett i.Tr.(BLS)	25	85	8	277
Schmelzkäse, 45 % Fett i.Tr.	25	72	6	206
Schnaps/Klarer, 38 Vol.%	20	43	A: 6	0
Schnittlauch	2	0	0	8
Schokolade (Diät)(BLS)	17	70	2	55
Schokolade (Haselnuß)(BLS)	17	89	6	210
Schokolade (Kinderschokolade)	17	66	4	-
Schokolade (Vollmilch)	17	91	5	169
Schokolade (weiß)	17	92	5	171
Schokolade (Zartbitter)(BLS)	17	67	3	100
Schokoladenpudding	125	145	5	1550
Scholle	200	166	4	964
Schorle (Weißwein)(BLS)	200	74	A: 10	0
Schwarzwälder Kirschtorte	120	301	16	949
Schwarzwurzeln, gekocht (BLS)	150	22	0,6	320
Schwein (Bauch)	150	516	48	14300
Schwein (Eisbein/Haxe)	150	279	18	2480
Schwein (Filet)	150	158	4	311
Schwein (Kassler)	150	226	11	1360
Schwein (Kotelett)	150	198	8	1610
Schwein (Leber)(BLS)	125	146	4	1110
Schwein (Rostbratwurst)	100	260	23	1790
Schwein (Schnitzel)	150	159	3	872
Seelachs	200	160	2	3290
Seelachs, geräuchert	30	29	0,2	522
Seezunge (BLS)	200	166	3	946
Sekt, trocken	100	76	A: 10	0
Sellerie (Knolle)(BLS)	100	19	0,3	147
Semmelknödel	80	109	0,9	-
Senf	7	7	0,4	64

* in dieser Menge ohne Berechnung
** mehrfach ungesättigte Fettsäuren
*** einfach ungesättigte Fettsäuren
**** gesättigte Fettsäuren

EUFS*** (mg)	FS(ges)**** (mg)	Chol. (%)	KH (g)	Ballast (%)	BE	Eiweiß (g)	Wasser (g)
443	342	4	0	0	0	6	12
6780	5900	4	0	0	0	0	0
1360	2730	5	0,5	0	0	0,4	10
2260	4550	6	1	0	0	3	12
1680	3380	4	2	0	0	4	13
0	0	0	0	0	0	0	14
0	2	0	0	0	0	0,1	1,7
567	1010	0	12	4	0*	2	0,3
1990	3060	1	8	3	1	1	0,3
-	-	-	6	-	0,5	1	0
1740	3210	1	9	1	1	2	0,2
1660	3060	1	10	0	1	1	0,1
1050	1850	0	8	10	1	2	0,5
6480	7030	47	23	13	2	4	93
1060	634	28	0	0	0	34	161
0	0	0	3	0	0	0,1	187
5970	11100	35	35	4	3	4	64
32	107	0	2	2	0	2	133
62100	50300	29	0	0	0	21	80
10400	7970	34	0	0	0	28	102
1360	1060	35	0	0	0	30	101
5770	4420	26	0	0	0	32	108
6830	5230	30	0	0	0	32	104
644	1310	142	3	0	0	24	92
7790	6000	24	0,3	0	0	13	52
3820	2950	35	0	0	0	32	112
4890	3230	23	0	0	0	36	160
777	513	4	0	0	0	7	22
584	388	33	0	0	0	35	160
0	0	0	1,4	0	0	0,2	88
26	67	0	2	14	0	2	90
-	-	-	22	4	2	4	65
189	15	0	0,4	0	0	0,4	5

Lebensmittel/Getränke	Portion (g)	Energie (kcal)	Fett (g)	MUFS** (mg)
Sesam (Samen)(BLS)	20	112	10	4460
Sherry, medium	50	59	A: 7	0
Sojabohne (Samen)(BLS)	60	194	11	6220
Sojakäse (Tofu)(BLS)	100	92	5	3210
Sojasauce (BLS)	10	11	0,5	311
Sojasprossen, frisch (BLS)	100	52	1	665
Sonnenblumenkerne, geschält (BLS)	30	172	15	9050
Sonnenblumenöl	15	135	15	9220
Spätzle	100	167	5	1120
Spaghetti Bolognaise (BLS)	250	322	23	1670
Spaghetti, eifrei, gekocht, gesalzen	100	152	1	1010
Spargel, gekocht	200	26	0,2	144
Spargel (Konserve)(BLS)	200	30	0,3	136
Spargelcremesuppe (Konserve)(BLS)	200	188	18	562
Speisequark, 40 % Fett i.Tr.(BLS)	30	43	3	114
Speisequark, 20 % Fett i.Tr.(BLS)	30	30	1	49
Speisequark, mager	30	22	0,1	2
Spekulatius	20	84	4	405
Spiegelei	45	98	9	771
Spinat, gekocht	150	18	0,5	248
Spinat, TK (BLS)	150	27	0,5	285
Stachelbeeren	150	57	0,3	185
Stachelbeeren (Konserve)	150	122	0,2	149
Steckrübe (BLS)	150	41	0,2	114
Steinpilz (BLS)	150	30	0,6	330
Stollen (BLS)	100	414	22	1440
Streichmettwurst	40	161	15	1550
Studentenfutter	30	152	11	2240
Sülze (BLS)	25	37	1	255
Süßstoff	0,5	0	0	0
Tee, Früchte	150	0	0	0
Tee, schwarz	150	0	0	0

* in dieser Menge ohne Berechnung
** mehrfach ungesättigte Fettsäuren
*** einfach ungesättigte Fettsäuren
**** gesättigte Fettsäuren

EUFS*** (mg)	FS(ges)**** (mg)	Chol. (%)	KH (g)	Ballast (%)	BE	Eiweiß (g)	Wasser (g)
3820	1360	0	2	7	0	4	1
0	0	0	2	0	0	0	40
2360	1520	0	4	44	0	20	6
957	764	0	0,6	2	0	11	82
93	75	0	0,6	2	0	1	7
135	130	0	5	8	0	5	86
3290	1710	0	4	6	0*	7	2
3350	1750	0	0	0	0	0	0
1960	1440	53	25	3	2	5	62
9890	9860	28	12	4	5	17	194
2460	4730	19	32	6	2,5	5	60
8	72	0	2	9	0	3	190
8	64	0	3	9	0	3	188
4240	11900	9	3	1	0,5	4	172
931	1880	3	1	0	0	3	23
398	801	2	1	0	0	3	24
18	36	0	1	0	0	4	24
1930	2470	6	11	2	1	1	3
2280	1700	68	0,3	0	0	5	30
33	53	0	1	12	0	3	141
36	57	0	0,8	14	0	4	137
32	24	0	11	15	1	1	131
29	21	0	30	13	3	0,8	112
35	44	0	8	12	0	2	135
8	143	0	0,8	34	0	5	132
7470	11600	18	47	11	4	6	19
6370	4850	9	0	0	0	6	15
5690	1550	0	9	9	0,5	7	3
481	406	6	2	0	0	5	17
0	0	0	0	0	0	0	0
0	0	0	0	0	0	0	150
0	0	0	0	0	0	0	149

Lebensmittel/Getränke	Portion (g)	Energie (kcal)	Fett (g)	MUFS** (mg)
Thunfisch in Öl (Konserve)	75	212	16	6010
Tilsiter, 45 % Fett i.Tr.(BLS)	30	106	8	306
Tintenfisch, paniert, fritiert (BLS)	125	89	1	404
Toastbrot (Weizen)	25	66	1	229
Tomate	70	13	0,1	69
Tomate (Konserve)	70	15	0,1	46
Tomate, gekocht (BLS)	70	14	0,2	78
Tomatencremesuppe(Konserve)(BLS)	200	44	3	164
Tomatenmark	10	5	0,1	10
Tomatensaft (BLS)	200	12	0,1	62
Tortellini (Fertigprodukt)	250	375	9	-
Tortenboden(Mürbeteig, 1 Portion)(BLS)	30	125	7	1820
Tortengußpulver (BLS)	13	46	0	1
Vanillepudding	125	140	4	221
Vollkornbrot (Roggen)	60	123	0,7	274
Vollkornbrot (Weizen)(BLS)	60	124	0,8	364
Vollkornnudeln	100	137	2	492
Walnüsse	30	201	19	13
Wassermelone	150	53	0,3	44
Wein, rot	200	130	A: 20	0
Wein, weiß	200	136	A: 19	0
Weinbrand	20	47	A: 7	0
Weintrauben	150	105	0,5	161
Weißbrot (Weizen)	30	71	0,5	145
Weißkohl	100	25	0,2	110
Weißkohl, gekocht	100	20	0,2	110
Weißwurst	130	361	33	3800
Weizengrieß (BLS)	30	98	0,2	108
Weizenkeime (BLS)	10	31	0,9	381
Weizenkleie	10	18	0,5	-
Weizen (Korn)(BLS)	30	94	0,6	275

* in dieser Menge ohne Berechnung
** mehrfach ungesättigte Fettsäuren
*** einfach ungesättigte Fettsäuren
**** gesättigte Fettsäuren

EUFS*** (mg)	FS(ges)**** (mg)	Chol. (%)	KH (g)	Ballast (%)	BE	Eiweiß (g)	Wasser (g)
2780	2210	17	0	0	0	18	39
2510	5040	10	0	0	0	8	12
123	344	47	2	0	0,5	17	71
256	288	0	12	2	1	2	9
22	26	0	2	2	0	0,7	66
15	17	0	3	1	0	0,7	66
25	29	0	2	3	0	0,7	66
880	1660	3	3	2	0	1	191
3	4	0	0,9	1	0	0,2	9
22	24	0	2	0	0	0,6	196
-	-	-	58	-	5	16	161
3340	1890	3	13	2	1,5	2	7
5	4	0	11	1	1	0	2
1250	2270	9	22	0	2	4	94
66	83	0	24	17	2	4	25
92	113	0	25	15	2	4	24
125	157	0	24	17	2	5	65
3030	2020	0	4	6	0	4	1
18	44	0	12	1	1	0,9	140
0	0	0	0,6	0	0	0,4	178
0	0	0	1	0	0	0,2	174
0	0	0	0	0	0	0	13
23	177	0	23	4	2	1	122
90	98	0	14	3	1	2	12
11	39	0	4	10	0	1	92
11	39	0	4	10	0	1	94
15400	11900	27	0,3	0	0	14	78
28	35	0	21	7	2	3	4
120	143	0	3	6	0*	3	0,2
-	-	-	2	-	0	2	1
70	87	0	18	10	1,5	4	4

Lebensmittel/Getränke	Portion (g)	Energie (kcal)	Fett (g)	MUFS** (mg)
Weizenmehl, Type 1700 (BLS)	30	96	0,6	288
Weizenmehl, Type 405	20	67	0,2	91
Wermut dry	50	59	A: 7	0
Whisky	20	49	A: 7	0
Wirsing, gekocht (BLS)	150	33	0,6	311
Wodka-Lemon	240	175	A: 12	0
Zander	200	166	1	374
Ziegenkäse, 45 % Fett i.Tr.	30	84	7	-
Zigeunersauce (BLS)	20	14	0,8	152
Zitrone	50	18	0,3	11
Zitronensaft	5	2	0	11
Zucchini	100	18	0,4	192
Zucker	5	20	0	0
Zuckererbsenschoten (BLS)	150	89	0,3	143
Zungenwurst	30	86	7	1160
Zwieback	20	74	0,9	394
Zwiebel	40	12	0,1	44
Zwiebelkuchen	150	348	27	1995

* in dieser Menge ohne Berechnung
** mehrfach ungesättigte Fettsäuren
*** einfach ungesättigte Fettsäuren
**** gesättigte Fettsäuren

EUFS*** (mg)	FS(ges)**** (mg)	Chol. (%)	KH (g)	Ballast (%)	BE	Eiweiß (g)	Wasser (g)
74	92	0	19	9	1,5	3	4
23	29	0	14	3	1	2	3
0	0	0	3	0	0	0,1	40
0	0	0	0	0	0	0	17
47	86	0	3	12	0	4	137
0	0	0	23	0	0	0	134
340	308	47	0	0	0	38	157
-	-	-	0	-	0	6	16
323	265	1	0,6	0	0	1	17
1	5	0	2	0	0	0,4	45
1	5	0	0,4	0	0	0	5
33	95	0	2	4	0	2	92
0	0	0	5	0	0,5	0	0
35	63	0	15	25	0*	6	119
4890	3790	6	0,4	0	0	5	17
100	125	0	15	3	1	2	2
13	24	0	2	2	0	0,5	35
8190	9030	45	18	7	1,5	7	93

Lebensmittelverzeichnis

Literaturverzeichnis

Biesalski, H.-K.; Fürst, P.;Kaspar, H.; Kluthe, R.; Pölert, W.; Puchstein, Ch.;
Stähelin, H.B.:   Ernährungsmedizin. Georg Thieme Verlag, Stuttgart, 1995

Bundesgesundheitsamt Berlin: Bundeslebensmittelschlüssel für Verzehrserhebungen. (BLS II). Institut für Lebensmittelwissenschaft und -Information GmbH, 1993

Deutsche Gesellschaft für Ernährung: Ernährungsbericht 1996. Druckerei Henrich, Frankfurt/Main ,1996

Deutsche Gesellschaft für Ernährung: Empfehlungen für die Nährstoffzufuhr, Umschau Verlag, Frankfurt/Main, 1992

Ernährungssoftware: DGE-PC professional, BLS II. 2:
Albat + Wirsam, Linden 1998

Elmadfa, I.; Aign, W.; Muskat, E.; Fritzsche, D.: GU-Kompaß E-Nummern.
2. Auflage, Gräfe und Unzer Verlag, München, 1994

Elmadfa, I.; Aign, W.; Muskat, E.; Fritzsche, D.; Cremer, H.-D.: Die große GU Nährwert -Tabelle. Überarb. und erw. Neuausgabe, Gräfe und Unzer Verlag, München, 1998/99

Heseker, B.; Heseker, H.: Die aktuelle Umschau, Nährwert- und Kalorien-Tabelle.
2. überarbeitete Auflage 1995, Umschau Buchverlag, Breidenstein GmbH, Frankfurt/Main, 1995

Kotthoff, G.; Haydous, B.: Ernährungs- und Diättherapie. Deutscher Ärzte Verlag, Köln, 1992

Oberritter, H.:   Die aktuelle Vitamin- und Mineralstofftabelle. Falken Verlag, Niederhausen/Ts., 1990

Souci, S.W.; Fachmann, W.; Kraut, H.: Die Zusammensetzung der Lebensmittel, Nährwert-Tabellen. 5. revidierte und ergänzte Auflage, Medpharm Scientific Publishers, Stuttgart, 1994

Im nephron-Verlag sind bereits erschienen:

Echterhoff, H.-H.:   Trainingsmanual für Peritoneal-Dialyse. 1. Auflage, Bielefeld, 1994
Echterhoff, H.-H., Echterhoff, S.: Ernährungsatlas für Diabetiker. 3. Auflage, Bielefeld, 1999
Echterhoff, H.-H., Echterhoff, S.: Ernährungsatlas für Dialysepatienten.
4. überarbeitete und erweiterte Auflage,
Bielefeld, 1998
CD-Rom für Dialysepatienten
Bielefeld, 9/1999

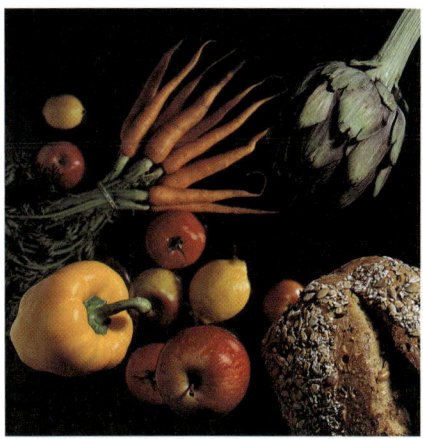

Alles ist erlaubt...

Tips zur richtigen Auswahl

Ernährungsatlas für Diabetiker

Dr. med. Hans-Herbert Echterhoff
Dipl.oec.troph. Sabine Echterhoff

Dieser Ernährungsatlas bietet Ihnen eine völlig neue Methode zur individuellen Diätplanung.

- Durch den umfangreichen und klar gegliederten Bilderteil mit Abbildungen der einzelnen Lebensmittel finden Sie die benötigten Informationen auf einen Blick.
- Die Lebensmittel sind so angeordnet, dass es leicht ist, aus verschiedenen Komponenten eine komplette Mahlzeit zusammenzustellen.
- Die Wertangaben zu den Lebensmitteln entsprechen den jeweils abgebildeten Portionen.
- Alle Angaben werden durch Diagramme und leicht verständliche Symbole veranschaulicht.
- Im Lernteil (Analysenteil) bekommen Sie viele zusätzliche Tips, z.B. zur Zubereitung der Speisen.

Der Ernährungsatlas vermittelt Ihnen damit gleichzeitig Sicherheit bei der Diätplanung und die Basis für eine abwechslungsreiche Ernährung.

1999, 184 Seiten, DM 39,80
ISBN 3-930603-96-9

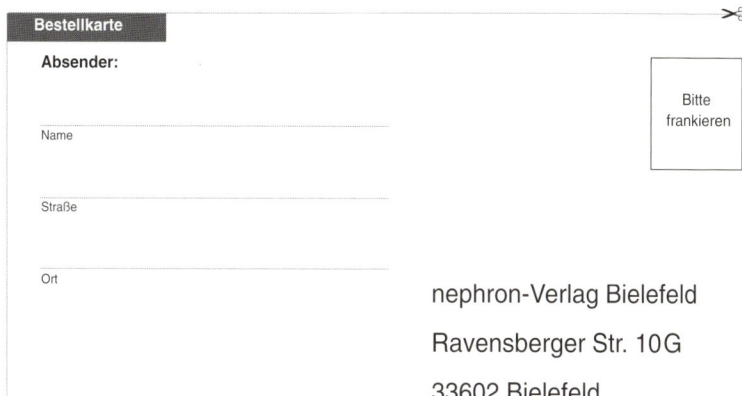

Bestellkarte

Absender:

Name

Straße

Ort

Bitte frankieren

nephron-Verlag Bielefeld

Ravensberger Str. 10G

33602 Bielefeld

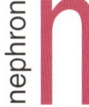

nephron

45 g Brötchen (Weizen)

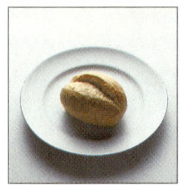

F	0,7
KH	24
E	4
W	15

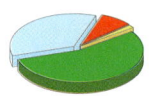

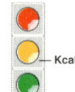 Kcal

2 BE   161 kcal

60 g Croissant

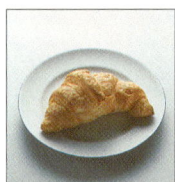

F	15
KH	21
E	3
W	19

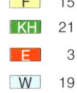 viel Fett = ↑ kcal

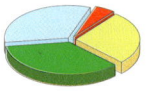

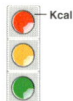 Kcal

1,5 BE   246 kcal

100 g Banane

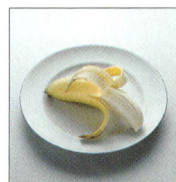

F	0,2
KH	21
E	1
W	74

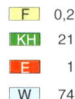

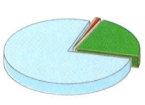 Kcal

So können Sie die Lebensmittel unter-einander vergleichen, z.B. Brötchen und Croissant, Banane und Erdbeeren. Alle wichtigen Informationen. wie Kohlenhydratanteil, BE-Angabe, Kaloriengehalt, Eiweiß-, und Fettanteil, können Sie diesem Ernährungs-atlas entnehmen.

150 g Erdbeeren

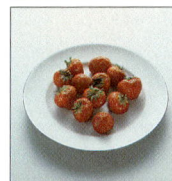

F	0,6
KH	8
E	1
W	134

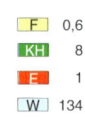 viel Vitamin C

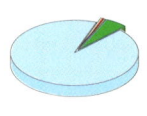

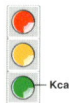 Kcal

---

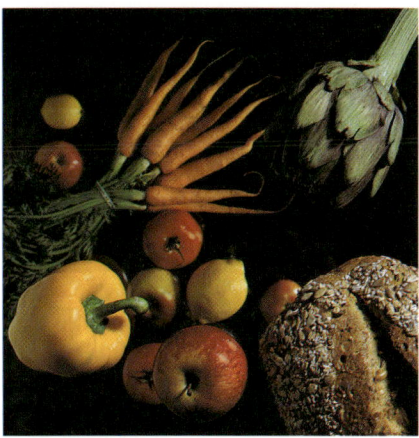

Alles ist erlaubt...

Tips zur richtigen Auswahl

Ernährungsatlas für Dialysepatienten

Dr. med. Hans-Herbert Echterhoff
Dipl.oec.troph. Sabine Echterhoff

Dieser Ernährungsatlas bietet Ihnen eine völlig neue Methode zur individuellen Diätplanung.

- Durch den umfangreichen und klar gegliederten Bilderteil mit Abbildungen der einzelnen Lebensmittel finden Sie die benötigten Informationen auf einen Blick.
- Die Lebensmittel sind so angeordnet, dass es leicht ist, aus verschiedenen Komponenten eine komplette Mahlzeit zusammenzustellen.
- Die Wertangaben zu den Lebensmitteln entsprechen den jeweils abgebildeten Portionen.
- Alle Angaben werden durch Diagramme und leicht verständliche Symbole veranschaulicht.
- Im Lernteil (Analysenteil) bekommen Sie viele zusätzliche Tips, z.B. zur Zubereitung der Speisen.

Der Ernährungsatlas vermittelt Ihnen damit gleichzeitig Sicherheit bei der Diätplanung und die Basis für eine abwechslungsreiche Ernährung.

1998, 350 Seiten, DM 42,80
ISBN 3-930603-84-5

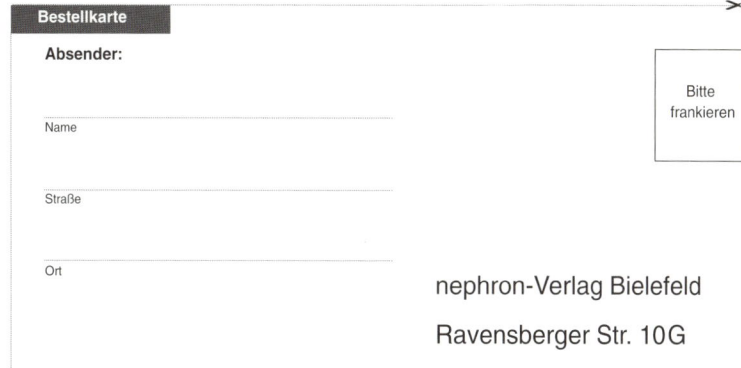

Bestellkarte

Absender:

Name

Straße

Ort

Bitte frankieren

nephron-Verlag Bielefeld

Ravensberger Str. 10G

33602 Bielefeld

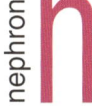

nephron

30 g Emmentaler, 45 % Fett i. Tr.

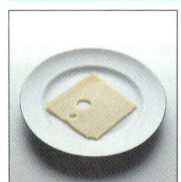

F   9
KH 0
E   9
W   11

phosphorreich
TIP woanders einsparen

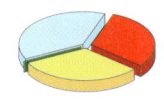

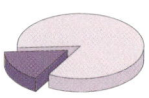

16 %
Phosphor

P
K

116 kcal

30 g Camembert, 60 % Fett i. Tr.

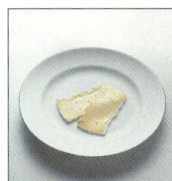

F   10
KH 0
E   5
W   13

TIP sinnvoller bei Phosphatproblemen

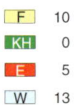

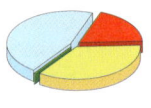

8 %
Phosphor

P
K

113 kcal

100 g Banane

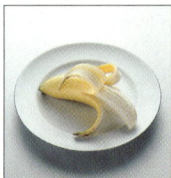

F   0,2
KH 21
E   1
W   74

kaliumreich
TIP woanders einsparen

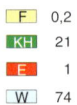

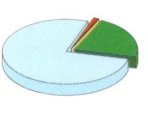

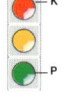

K
P

92 kcal

So können Sie die Lebensmittel untereinander vergleichen, z.B. Emmentaler und Camembert, Banane und Erdbeeren. Alle wichtigen Informationen, wie die Nährstoffverteilung, BE-Angabe, Kaloriengehalt, Kalium- und Phosphoranteil, können Sie diesem Ernährungsatlas entnehmen.

150 g Erdbeeren

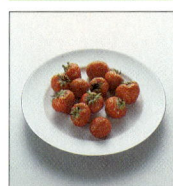

F   0,6
KH 8
E   1
W   134

viel Vitamin C

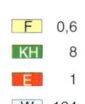

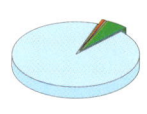

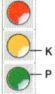

K
P

33 kcal

Bestellkarte

Ich bestelle hiermit beim nephron-Verlag

Anzahl	Ware	Preis
	Ernährungsatlas + Handbuch für Dialysepatienten *Alles ist erlaubt...* á **42,80 DM**	
	CD-Rom für Dialysepatienten *Alles ist erlaubt...* á **98,00 DM**	
	insgesamt:	

Ich bezahle

per Scheck (bitte beilegen) ☐

per Nachnahme ☐

Bitte tragen Sie Ihren Absender auf der Rückseite ein!

Datum, Unterschrift

Bestellkarte

Alles ist erlaubt...

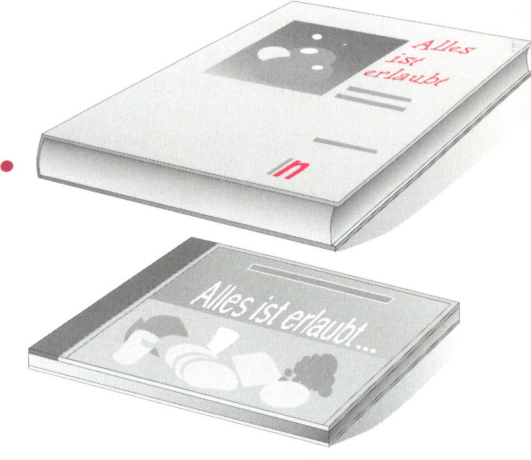

Als Ergänzung zum
Ernährungsatlas für
Dialysepatienten
gibt es jetzt auch eine
CD-Rom
Alles ist erlaubt...

Basierend auf dem Ernährungsatlas Alles ist erlaubt... und als Ergänzung zu ihm wurde eine CD-Rom erstellt. Die CD-Rom kann dem Patienten und Berater helfen, die individuellen Speisen auszusuchen und nach Nahrungsmittelgruppe, Mahlzeit und Tageszeit und über 3 Tagesperioden zusammenzustellen. Für jedes Nahrungsmittel werden der Lebensmittelname, die Nahrungsmittelgruppe sowie die Kategorie Frühstück, Mittag, Abendbrot und Zwischenmahlzeiten registriert. Der Benutzer kann wahlweise ein oder mehrere Lebensmittel kombinieren. Zusätzlich werden das Portionsgewicht, die einzelnen Lebensmittelkomponenten (Kohlenhydrate, Eiweiß, Fett, kcal, BE, Salz etc.) sowie die Lebensmittelfotos und Grafiken gezeigt. Phosphat- und Kaliummenge sowie die Kalorienaufnahme und der Eiweißgehalt können zu jeder Zeit direkt angezeigt werden. Die Analyse erfolgt für jedes Lebensmittel / Mahlzeit, pro Tag und über 3 Tage.

Werden die täglichen Vorgaben überschritten, erfolgt ein akustischer Warnalarm. Außerdem zeigt ein spezielles Fenster automatisch wertemäßig günstigere Lebensmittelalternativen aus derselben Nahrungsmittelgruppe auf. Damit sind günstigere Austauschmöglichkeiten ohne Verzicht möglich. Alle Daten können auf der Festplatte zwecks Dokumentation gesichert und jederzeit ausgedruckt werden. Der Ernährungsatlas und die CD-Rom können direkt vom **nephron-Verlag** in Bielefeld mit dem angefügten Bestellformular bezogen werden.

Hardware-Anforderungen für die CD-Rom

unter Windows 3.xx:
Prozessor 486 DX 2/66 oder höher bzw. vergleichbar, Windows 3.xx, CD-Rom-Laufwerk, 8 MB RAM, VGA-Bildschirm mit der Darstellung von mind. 256 Farben, Maus, 20 MB freier Festplattenspeicher

unter Windows 95:
Prozessor Pentium 100 oder höher bzw. vergleichbar, Windows 95, CD-ROM-Laufwerk,mind. 16 MB RAM. Bildschirm mit Darstellung von mind. 256 Farben, Maus, 20 MB freier Festplattenspeicher

✂

Bestellkarte

Ich bestelle hiermit beim nephron-Verlag

Anzahl	Ware	Preis
	Ernährungsatlas + Handbuch für Menschen mit Blutfett- und Gewichtsproblemen Alles ist erlaubt... á **39,80 DM**	
	Ernährungsatlas + Handbuch für Diabetiker Alles ist erlaubt... á **39,80 DM**	
	Ernährungsatlas + Handbuch für Dialysepatienten Alles ist erlaubt... á **42,80 DM**	
	CD-Rom für Dialysepatienten Alles ist erlaubt... á **98,00 DM**	
	insgesamt:	

Bis zum Erhalt des Geldes ist die Ware Eigentum des Verlages.

Innerhalb von 8 Tagen habe ich die Möglichkeit, den Ernährungsatlas gegen Erstattung des Kaufpreises zurückzugeben.

Ich bezahle
per Scheck (bitte beilegen) ☐
per Nachnahme ☐   + DM 9,50 inkl. Porto

Bitte tragen Sie Ihren Absender auf der Rückseite ein!

Datum, Unterschrift

nephron-Verlag Bielefeld

Ravensberger Str. 10 G

33602 Bielefeld